中医临证
药对手册

主　编　王　建

副主编　曾　南　李　敏

编　委　（按姓氏笔画排序）

马　荣　王　建　王立映　王佳俊　任敉宏

芦丹妮　李　勇　李　敏　李金秀　陈　海

秦旭华　袁健梅　徐　卓　唐　怡　黄立华

曾　南　谢　倩

人民卫生出版社
·北京·

图书在版编目（CIP）数据

中医临证药对手册 / 王建主编. -- 北京：人民卫生出版社，2025. 6. -- ISBN 978-7-117-37323-4

Ⅰ. R289. 1-62

中国国家版本馆 CIP 数据核字第 2025UC6887 号

人卫智网	www.ipmph.com	医学教育、学术、考试、健康，购书智慧智能综合服务平台
人卫官网	www.pmph.com	人卫官方资讯发布平台

中医临证药对手册

Zhongyi Linzheng Yaodui Shouce

主　　编：王　建
出版发行：人民卫生出版社（中继线 010-59780011）
地　　址：北京市朝阳区潘家园南里 19 号
邮　　编：100021
E - mail：pmph @ pmph.com
购书热线：010-59787592　010-59787584　010-65264830
印　　刷：保定市中画美凯印刷有限公司
经　　销：新华书店
开　　本：710×1000　1/16　印张：13
字　　数：240 千字
版　　次：2025 年 6 月第 1 版
印　　次：2025 年 6 月第 1 次印刷
标准书号：ISBN 978-7-117-37323-4
定　　价：52.00 元
打击盗版举报电话：010-59787491　E-mail：WQ @ pmph.com
质量问题联系电话：010-59787234　E-mail：zhiliang @ pmph.com
数字融合服务电话：4001118166　E-mail：zengzhi @ pmph.com

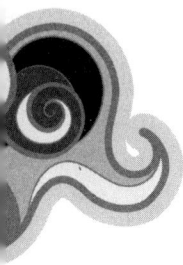

前 言

中药"药对"，又称对药、对子药，是指由两种性效相似（少数为效似但寒热药性相反）的药物组成产生特殊效应的对子，单独或在方中呈现"相须相使"协同增效或兼顾"相畏相杀"减毒的独特或不可替代的效应。有关"药对"的记述和临床应用历史悠久，古代有《雷公药对》、徐之才《药对》、宗令祺《新广药对》、无名氏《药对》等，但因种种原因早已散失，仅部分内容载于其他医籍中，难以窥见全貌。现有《实用中药配伍应用大全》《中医临床常用药对手册》《中药药对大全》，以及针对古今医家习用药对，编著有《张仲景对药集》《张锡纯对药》《施今墨对药临床经验集》等专著，在分类、表述方面各有特色。药对的生命力源于中医长期的临床实践，因其独特的配伍和确切的疗效，深受广大中医药工作者的高度关注和喜爱，也是其经久不衰的魅力所在。"药对"是临床方剂使用的最小固定配伍单位，因其构简、力专、理深、独特而值得研究。

本书依据古今文献记载的经典或特色药对，其在方中作为核心组成药物，使用频次相对高，列举方源的组方药味多数在2～10味以内。本书含600余个药对，依据临床常见证型的常用药对分为十七章，第一章表证、第二章里热证、第三章里实积滞证、第四章里寒证、第五章风湿痹证、第六章湿阻中焦证、第七章水湿病证、第八章痰饮病证、第九章咳喘之证、第十章气滞证、第十一章出血之证、第十二章瘀血病证、第十三章心神不宁证、第十四章肝阳上亢与肝风内动证、第十五章闭证神昏、第十六章虚证、第十七章滑脱病证。每章包括基本概念、证型分类、常用药对三部分内容，其中常用药对以表格形式按证-药对-症状-功效-应用-方源-剂量七部分精要展示，清晰明了，富有特色。需说明，表中剂量并非方源的原始剂量，而主要依据《中华人民共和国药典》（简称《中国药典》）（2025年版）第一部，个别源自教材《临床中药学》单味药物项下标示的剂量。由于临床病证复杂，具体用药应当依据患者的具体病证酌情增减，故表中剂量仅供参考。应用部分则重点反映所选药对在当今临床治疗疾病方剂中的拓展使用信息。还需强调，一味药物具有多种功效，配伍联用后除协同增强的主要功效外，也可能会产生其他方面的新功效。再者中医学的精髓是辨证论治，疾病与证型，更当重视"辨证"。又依据"异病同治""同病异治"原则，不论何种疾病，所选药对当符合该章表格所示的中医证型特点。

　　编撰此书，旨在为临床精准选药及中药的新药创制研究提供参考。感谢曾南教授、李敏教授对本书的编写思路及具体框架构建给予的大力支持和帮助，特别感谢曾南教授对每章药理作用撰写所付出的辛勤劳动。撰写此类专著经验有限，存在挖掘不足和舛误，还望读者们多多批评指正。

编者

2025 年 5 月 11 日

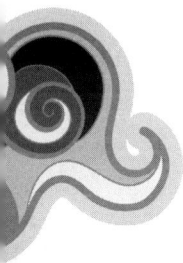

目　录

第一章　表　证

一、基本概念

表证是指感受风邪或疫疠邪气，引起肺卫功能失调所致的常见外感疾病，临床以鼻塞、流涕、咳嗽、头痛、恶寒、发热、全身不适、脉浮为主要特征，又称感冒或外感。风为百病之长，常兼夹其他邪气致病，故表证分为多种类型。

二、证型分类

依据感受邪气不同，表证的分类及辨证要点如表 1-1 所示。

表 1-1　表证的分类及辨证要点

类型	辨证要点	
风寒表证	恶寒重，发热轻，无汗，头痛，肢体酸痛，鼻塞声重，时流清涕，吐痰稀薄色白，苔薄白，脉浮或浮紧	
风热表证	发热，微恶风寒，或有汗，鼻塞喷嚏，流浊涕，头痛，咽喉疼痛，咳嗽痰稠，口渴，舌苔薄黄，脉浮数（感受传染性疫疠邪气之初的温病卫分证，可呈现相应症状表现）	
暑湿感冒	发生于夏季，面垢身热汗出，但汗出不畅，身热不扬，身重倦息，头昏重痛，或有鼻塞流涕，咳嗽痰黄，胸闷欲呕，小便短赤，舌苔黄腻，脉濡数（见湿阻中焦证章）	
组方选药及其药理作用	选药	依据表证类型及病因，选择解表药为主组方；辨明证型，酌情配伍应用
	药理作用	依据表证的辨证要点，药物通过发汗、解热、抗炎、镇痛、镇静、镇咳等作用可缓解症状，通过抗菌、抗病毒、调节免疫功能作用可对因治疗

三、常用药对

主治各型表证的常用药对，如表 1-2 用于风寒表证的药对、表 1-3 用于风热表证的药对所示。

表1-2　用于风寒表证的药对

证	药对	症状	功效	应用	方源	剂量
风寒表证	麻黄与桂枝	表实无汗,恶寒发热,头身疼痛等;风寒湿痹,肢体疼痛;小儿遗尿,饮停痞满,风水浮肿等	发汗解表	流行性感冒,上呼吸道感染;支气管哮喘,过敏性哮喘,病毒性肺炎,慢性鼻炎,鼻窦炎,变应性鼻炎;三叉神经痛,血管神经性头痛,神经性耳鸣;颈椎病,风湿性关节炎,类风湿关节炎,强直性脊柱炎,坐骨神经痛;慢性荨麻疹,神经性皮炎,银屑病,带状疱疹,冻疮;急慢性肾炎,肾病综合征等	《伤寒论》麻黄汤	麻黄:2~10g;桂枝:3~10g
	麻黄与细辛	表实无汗,恶寒发热,头身疼痛;寒饮犯肺,咳喘痰稀等	散寒平喘,通阳化饮	上呼吸道感染,支气管肺炎,上气道咳嗽综合征,慢性支气管炎,过敏性哮喘,慢性阻塞性肺疾病;变应性鼻炎,鼻窦炎;突发性聋,中耳炎;冠心病,风湿性心脏病,缓慢型心律失常;血管神经性头痛,面神经瘫痪,坐骨神经痛;过敏性皮炎,慢性荨麻疹等	《伤寒论》麻黄附子细辛汤;小青龙汤	麻黄:2~10g;细辛:1~3g
	麻黄与附子	阳虚感冒,恶寒身痛,无汗,脉沉;风湿痹痛,肾阳虚水肿,阳痿等	解表散寒,助阳利水	支气管哮喘,过敏性哮喘,慢性阻塞性肺疾病;变应性鼻炎,鼻窦炎;肺源性心脏病,冠心病,心律失常,病态窦房结综合征,慢性心功能不全,缓慢型心律失常,窦性心动过缓;急慢性肾炎,遗尿;类风湿关节炎,强直性脊柱炎,腰椎间盘突出症;	《注解伤寒论》麻黄附子汤	麻黄:2~10g;附子:3~15g

证	药对	症状	功效	应用	方源	剂量
				三叉神经痛，血管神经性头痛，面神经瘫痪，重症肌无力；痤疮，银屑病；外用于冻疮等		
	麻黄与苦杏仁	风寒、风热、肺热等致咳喘，水肿，黄疸，中风肢体半身不遂，便秘，风湿痹痛等	宣肺降气，止咳平喘	流行性感冒，急性支气管炎，支气管哮喘，支气管扩张；病毒性肺炎，慢性阻塞性肺疾病，肺间质纤维化，百日咳；肺源性心脏病，风湿性心脏病；变应性鼻炎，急性副鼻窦炎；风湿性关节炎，类风湿关节炎；急慢性肾炎等	《太平惠民和剂局方》三拗汤	麻黄：2~10g；苦杏仁：5~10g
风寒表证	麻黄与浮萍	外感风寒，头面浮肿，无汗，小便不利；瘾疹瘙痒，疥癣等	宣肺发汗，利水消肿	急性肾炎初期水肿，尿少，顽固性蛋白尿；接触性皮炎，急慢性荨麻疹，顽固性皮癣，湿疹，银屑病，白癜风，药疹；水痘，变应性鼻炎，支气管哮喘等	《验方集》浮萍麻黄汤	麻黄：2~10g；浮萍：3~9g
	桂枝与白芍	恶寒发热有汗，产后大病自汗，盗汗；脾胃虚寒腹痛，胸痹胸痛，四肢痛麻，痛经，水肿等	发汗解肌	流行性感冒，急性、迁延性上呼吸道感染；支气管哮喘，慢性支气管炎；变应性鼻炎，鼻窦炎；肠道易激综合征，溃疡性结肠炎；痉挛性腹痛，胃及十二指肠溃疡；心肌炎，冠心病；膝骨关节炎，类风湿关节炎，颈椎病，肩周炎；神经症，自主神经功能紊乱，面神经瘫痪，中风后遗症；荨麻疹等	《伤寒论》桂枝汤	桂枝：3~10g；白芍：6~15g

证	药对	症状	功效	应用	方源	剂量
风寒表证	桂枝与柴胡	发热自汗，微恶寒，或寒热往来，鼻鸣干呕，头痛项强，胸胁痛满等	调和营卫，和解少阳	流行性感冒，上呼吸道感染；支气管炎，过敏性哮喘，病毒性肺炎；变应性鼻炎，鼻窦炎；胆石症，胆囊炎，肝炎，急慢性胰腺炎；胆汁反流性胃炎，消化性溃疡；肠易激综合征，溃疡性结肠炎；甲状腺结节，糖尿病，自主神经病变；心律失常，神经衰弱，冠心病心绞痛；胸膜炎，肋间神经痛；癫痫，神经症；围绝经期综合征，子宫内膜异位症，子宫肌瘤等	《伤寒论》柴胡桂枝汤	桂枝：3~10g；柴胡：3~10g
	桂枝与川芎	外感风寒头痛，风寒湿痹，全身疼痛重着酸楚，偏头痛；月经不调，痛经，经闭，产后腹痛；外伤肿痛，脱疽等	发散风寒，通经止痛	风寒型流行性感冒，支气管炎，支气管哮喘；血管神经性头痛，三叉神经痛，面神经瘫痪，颈椎病；原发性低血压综合征，缺血性脑卒中急性期，中风偏瘫，肢体麻木；风湿性关节炎，类风湿关节炎，强直性脊柱炎，坐骨神经痛；冠心病，心绞痛，病毒性心肌炎，慢性心功能衰竭；多囊卵巢综合征，子宫内膜异位症，子宫腺肌病，子宫肌瘤，卵巢早衰，围绝经期失眠症等	《此事难知》桂枝加川芎防风汤	桂枝：3~10g；川芎：3~10g

证	药对	症状	功效	应用	方源	剂量
风寒表证	葛根与麻黄	外感风寒，项背强急，无汗恶风；胸痹，遗尿；原发性痛经	发汗解肌	流行性感冒，上呼吸道感染，慢性鼻窦炎；三叉神经痛，血管性头痛；颈椎骨质增生硬化，风湿性关节炎，类风湿关节炎，眶上神经痉挛之眼肌抽动症，运动神经元损伤之肌肉萎缩肢体疼痛，强直性脊柱炎；高血脂，缓慢型心律失常等	《伤寒论》葛根汤	葛根：10~15g；麻黄：2~10g
	葛根与桂枝		发汗解肌，通脉止痛	小儿外感发热，有汗；神经根型颈椎病，颈肩肌肉紧张综合征，类风湿关节炎，帕金森病疼痛，阿尔茨海默病；原发性高血压，冠心病心绞痛，心肌炎等	《伤寒论》桂枝加葛根汤	葛根：10~15g；桂枝：3~10g
	防风与羌活	外感风寒恶寒发热，头痛身疼，脊痛项强；偏正头痛，风湿痹痛，口眼㖞斜等	祛风胜湿止痛	流行性感冒，上呼吸道感染；变应性鼻炎，鼻窦炎，中耳炎；血管神经性头痛，三叉神经痛，神经根型颈椎病；风湿性关节炎，类风湿关节炎，膝骨关节炎，肩周炎，强直性脊柱炎，骨质增生硬化；面神经瘫痪，缺血性脑卒中，中风后遗症，抽动秽语综合征，帕金森病等	《普济方》防风散	防风：5~10g；羌活：3~10g
	防风与白芷	外感风寒所致头痛及偏头痛，或痛连项背，或痛连眼眶、颊部；疮毒等	祛风止痛	流行性感冒，咽炎；鼻炎，变应性鼻炎，鼻窦炎，嗅觉障碍；咳嗽变异性哮喘，肺炎；肩周炎，颈椎病，血管神经性头痛，三叉神经痛，面神经瘫痪；	《普济方》防风白芷茶	防风：5~10g；白芷：3~10g

续表

证	药对	症状	功效	应用	方源	剂量
风寒表证				骨质增生,腰椎间盘突出,坐骨神经痛;眼睑无力,久视酸痛,上睑下垂;痤疮,白癜风,足癣,湿疹;肠易激综合征,溃疡性结肠炎等		
	防风与荆芥	风寒表证,风热表证,风湿表证之身痛无汗;风湿痹痛;瘾疹瘙痒,疥癣,痤疮,斑秃,白癜风,扁平疣;崩漏等	祛风解表	流行性感冒,上呼吸道感染,乙型脑炎初起;慢性支气管炎,过敏性哮喘,新型冠状病毒感染,慢性阻塞性肺疾病;血管神经性头痛,三叉神经痛;变应性鼻炎,慢性鼻窦炎;荨麻疹,湿疹,银屑病,带状疱疹,腮腺炎;结膜炎,干眼症;肠炎,痢疾,功能失调性子宫出血等	《症因脉治》防风汤;《摄生众妙方》荆防败毒散	防风:5~10g;荆芥:5~10g
	防风与川芎	外感风寒头痛,偏头痛,身痛;风湿痛等	祛风散寒,活血止痛	血管神经性头痛,三叉神经痛;面神经瘫痪,脑卒中;颈椎病,骨质增生硬化;骨性膝关节炎,类风湿关节炎;变应性鼻炎,鼻窦炎;荨麻疹,湿疹等	《此事难知》桂枝加川芎防风汤	防风:5~10g;川芎:3~10g
	荆芥与薄荷	外感风热或温病初起,发热咽痛,口渴,咳嗽;麻疹不透,风疹瘙痒;牙痛等	疏散风邪,透疹止痒	流行性感冒,急性扁桃体炎,上呼吸道感染;麻疹初起,流行性乙型脑炎,流行性脑脊髓膜炎,流行性腮腺炎等急性传染病初期见风热表证;荨麻疹,皮肤瘙痒,外用于脱发;口腔溃疡,牙周炎;急性结膜炎,单纯疱疹病毒性角膜炎等	《痧胀玉衡》荆芥薄荷汤;《鸡峰普济方》荆芥汤	荆芥:5~10g;薄荷:3~6g

证	药对	症状	功效	应用	方源	剂量
风寒表证	荆芥与桂枝	外感风寒,恶寒发热,头身疼痛;麻疹不透,风疹瘙痒等	祛风散寒	流行性感冒,急慢性咽喉炎;急慢性支气管炎,支气管哮喘,病毒性肺炎;变应性鼻炎,鼻窦炎,面神经瘫痪;颈椎病,类风湿关节炎,风湿性关节炎,强直性脊柱炎,骨质增生症;荨麻疹,牛皮癣,痤疮,冻疮,痔疮;神经性脱发,脂溢性脱发;下肢动脉硬化闭塞症等	《名家方选》荆芥汤	荆芥:5~10g;桂枝:3~10g
	羌活与藁本	外感风寒夹湿,头痛身痛,腰背疼痛,风湿痹痛	发散风寒,胜湿止痛	颈椎病,颈椎型眩晕;三叉神经痛,血管性头痛;肩周炎,腰椎间盘突出症;风湿性关节炎,类风湿关节炎,老年骨性膝关节炎,坐骨神经痛;湿疹,带状疱疹,荨麻疹,银屑病,过敏性紫癜等	《内外伤辨惑论》羌活胜湿汤	羌活:3~10g;藁本:3~10g
	羌活与川芎	风寒湿邪侵袭肌表致偏头痛,牵连项部,一身肢节疼痛重着等	发散风寒,胜湿止痛	三叉神经痛,血管神经性头痛;颈椎病,肩周炎;腰椎骨质增生硬化,腰椎间盘突出症,坐骨神经痛;风湿性关节炎,类风湿关节炎,膝骨关节炎;神经性皮炎,银屑病,荨麻疹等	《普济方》川芎羌活散	羌活:3~10g;川芎:3~10g
	白芷与细辛	外感风寒,头痛鼻塞,肌肉酸痛;鼻渊头痛,眉棱骨痛,风火牙痛;风湿痹痛等	祛风散寒,通窍止痛	三叉神经痛,血管神经性头痛;鼻窦炎,变应性鼻炎,慢性鼻炎;慢性支气管炎,支气管哮喘;神经性牙痛,牙龈炎;风湿性关节炎,类风湿关节炎,坐骨神经痛,带状疱疹神经痛;神经性皮炎,过敏性皮炎,荨麻疹,白癜风,银屑病,扁平疣等	《种福堂公选良方》白芷细辛吹鼻散	白芷:3~10g;细辛:1~3g,入丸散0.5~1g

续表

证	药对	症状	功效	应用	方源	剂量
风寒表证	白芷与藁本	外感风寒颠顶、枕部头痛，鼻塞流涕；风湿痹痛肢节疼痛等	祛风散寒，通窍止痛	慢性鼻炎，变应性鼻炎，鼻窦炎头痛；血管神经性头痛，三叉神经痛；颈椎病，类风湿关节炎；口臭，狐臭，头屑，动脉粥样硬化等	《证治宝鉴》藁本散	白芷：3~10g；藁本：3~10g
	白芷与荆芥	外感风寒恶寒发热，头痛鼻塞，流涕，齿痛；鼻渊头痛，风湿痹痛等	祛风散寒，通窍止痛	流行性感冒，上呼吸道感染，急性咽炎；慢性鼻炎，变应性鼻炎，鼻窦炎；颈椎病，膝骨关节炎，类风湿关节炎；湿疹，荨麻疹，药物性、接触性皮炎，白癜风，银屑病等	《是斋百一选方》白芷荆芥茶	白芷：3~10g；荆芥：5~10g
	白芷与川芎	外感风寒恶寒发热，头痛如刺，遇风诱发；偏正头痛等	祛风散寒，活血止痛	三叉神经痛，血管神经性头痛，颈椎病，缺血性脑卒中；慢性鼻炎，变应性鼻炎，鼻窦炎，鼻息肉；足跟痛，骨质疏松症；外熨神阙用于习惯性便秘等	《是斋百一选方》都梁丸	白芷：3~10g；川芎：3~10g
	细辛与干姜	外感风寒恶寒，咳嗽，头痛，痰饮，水肿，鼻塞；痹痛，疮疡肿痛等	温肺化饮，散寒通窍	慢性支气管炎，支气管哮喘肺炎，慢性阻塞性肺疾病，百日咳，过敏性哮喘（冷哮），变应性鼻炎，卡他性眼炎，卡他性中耳炎；冠心病，心绞痛；骨质增生硬化，风湿性关节炎，类风湿关节炎等	《伤寒论》小青龙汤	细辛：1~3g；干姜：3~10g
	细辛与川芎	风寒上扰，或感湿邪，头重头痛，眩晕欲倒，呕吐；偏头痛等	发散风寒，活血止痛	血管神经性头痛，三叉神经痛；神经根型颈椎病，梅尼埃病，变异型心绞痛，雷诺综合征；慢性鼻炎，鼻窦炎，变应性鼻炎，鼻息肉；缺血性中风等	《严氏济生方》芎辛汤	细辛：1~3g；川芎：3~10g

续表

证	药对	症状	功效	应用	方源	剂量
风寒表证	苍耳子与辛夷	外感风寒,鼻塞头痛;鼻渊头痛	散风寒,通鼻窍	急性鼻炎,变应性鼻炎,肥厚性鼻炎,鼻甲肥大,急慢性化脓性鼻窦炎,副鼻窦炎;慢性支气管炎,支气管哮喘;面神经瘫痪等	《严氏济生方》苍耳子散	苍耳子:3~10g;辛夷:3~10g
	苍耳子与羌活	外感风寒湿邪之头重鼻塞,周身疼痛;鼻渊头痛等	发散风寒,除湿止痛	慢性鼻炎,鼻窦炎,变应性鼻炎-哮喘综合征(外用);三叉神经痛,颈椎病;风湿性关节炎,类风湿关节炎;雷诺综合征,中风偏瘫,肋软骨炎;荨麻疹,牛皮癣,白癜风,外阴瘙痒等	《镐京直指》藁本苍耳散	苍耳子:3~10g;羌活:3~10g
	紫苏叶与生姜	外感风寒,咳嗽,鼻塞流涕,恶心呕吐,腹痛腹胀;食鱼蟹中毒致腹痛,吐利;呃逆等	发散风寒,行气和胃止呕	胃肠型感冒轻症,胃肠炎,胃肠功能紊乱,食物中毒吐泻;功能性消化不良,溃疡性、急慢性胃炎,自主神经功能紊乱;支气管炎,过敏性哮喘,慢性阻塞性肺疾病,间质性肺炎;慢性鼻炎,变应性鼻炎;早孕呕吐等	《食物中药与便方》紫苏生姜茶	紫苏叶:5~10g;生姜:3~10g
	香薷与厚朴	暑湿感冒,阴暑证,恶寒发热无汗,胸闷;霍乱吐泻等	散寒解表,行气化湿	中暑高热,疱疹性咽炎,流行性感冒,病毒性感冒;急性胃肠炎,慢性胃炎,小儿轮状病毒肠炎,肠易激综合征,溃疡性结肠炎,肠伤寒;口气口臭,空调病等	《太平惠民和剂局方》香薷饮	香薷:3~10g;厚朴:3~10g
	香薷与白术	暑季感冒,风水水肿,脾虚水肿,水肿脚气等	发表散寒,利水消肿	急慢性肾小球肾炎,急慢性前列腺炎,过敏性紫癜性肾炎,肾病综合征所致水肿;病毒性肠炎,急性湿疹等	《外台秘要》香薷术丸	香薷:3~10g;白术:6~12g

表1-3　用于风热表证的药对

证	药对	症状	功效	应用	方源	剂量
风热表证	薄荷与菊花	风热感冒,咽喉肿痛,头痛头晕目赤;肝火上炎之头痛头晕,目赤肿痛等	疏散风热,清利头目	流行性感冒,上呼吸道感染,急性扁桃体炎,咽炎;慢性支气管炎,病毒性肺炎;急慢性鼻炎,变应性鼻炎,鼻窦炎;急性结膜炎,睑缘炎,角膜炎,干眼症;口腔炎,牙龈炎;三叉神经痛,面神经瘫痪;原发性高血压,梅尼埃病眩晕;痤疮,带状疱疹等	《全国中成药产品集》薄荷菊花饮	薄荷:3~6g;菊花:5~10g
	薄荷与柴胡	外感风热,发热恶风;肝郁气滞胁肋胀痛等	解表透热,疏肝理气	流行性感冒,上呼吸道感染,小儿扁桃体炎;急性支气管炎,病毒性肺炎;急慢性胃炎,消化性溃疡;慢性胆囊炎,胆结石,慢性肝炎;焦虑,抑郁症,失眠,神经症;阴道炎,盆腔炎,黄体功能不全;亚急性甲状腺炎,慢性胰腺炎;过敏性皮炎,湿疹;糖尿病视网膜病变等	《太平惠民和剂局方》逍遥散	薄荷:3~6g;柴胡:3~10g
	桑叶与菊花	风热表证,温病卫分证,发热头痛,咳嗽,咽痛;肝热头痛目赤等	疏散风热,清肺止咳,清肝明目	流行性感冒,上呼吸道感染,急性扁桃体炎;急性气管支气管炎,咳嗽变异性哮喘,病毒性肺炎,大叶性肺炎;变应性鼻炎,鼻窦炎;急慢性结膜炎,糖尿病视网膜病变,视疲劳;原发性高血压,脑动脉硬化症,高脂血症,冠心病;急性荨麻疹等	《温病条辨》桑菊饮	桑叶:5~10g;菊花:5~10g
	桑叶与苦杏仁	风热感冒咳嗽;燥热伤肺,头痛身热,咳嗽无痰,咽干口渴等	清宣润燥,止咳平喘	上呼吸道感染,病毒性感冒;急慢性咽炎,喉源性咳嗽;急慢性支气管炎,支气管哮喘,支气管扩张,腺病毒肺炎,慢性阻塞性肺疾病,百日咳;变应性鼻炎,鼻窦炎;荨麻疹,斑秃,牛皮癣;腮腺炎等	《温病条辨》桑杏汤	桑叶:5~10g;苦杏仁:5~10g

续表

证	药对	症状	功效	应用	方源	剂量
风热表证	柴胡与葛根	风寒感冒化热，高热不退，无汗，四肢酸痛等	解肌退热，发表透疹	流行性感冒，上呼吸道感染，急性支气管炎，新型冠状病毒感染，支原体肺炎；流行性腮腺炎，淋巴腺炎，蜂窝织炎致发热；慢性胃炎，溃疡性结肠炎；慢性胆囊炎，慢性肝炎；糖尿病前期，糖尿病视网膜病变；多囊卵巢综合征等	《伤寒六书》柴葛解肌汤	柴胡：3~10g；葛根：10~15g
	柴胡与黄芩	风热感冒发热；少阳病寒热往来，胸胁苦满，口苦；肝郁气滞，郁久化火症见烦躁失眠，胸内满闷；肝胆热盛之两耳红肿疼痛，耳鸣眩晕；月经不调；疟疾寒热等	和解少阳退热	流行性感冒，上呼吸道感染，流行性乙型脑炎，慢性支气管炎，支气管哮喘；病毒性肺炎，肺结核，肺纤维化；胸膜炎，肋间神经痛；急慢性肝炎，肝硬化，脂肪肝；胆囊炎，胆结石，胆绞痛；糖尿病，慢性萎缩性胃炎，功能性消化不良；慢性结肠炎，溃疡性结肠炎；病毒性心肌炎，冠心病，心绞痛；心悸失眠，抑郁焦虑症；阴道炎，急慢性盆腔炎，子宫肌瘤；变应性鼻炎，鼻窦炎；痤疮等	《伤寒论》小柴胡汤等	柴胡：3~10g；黄芩：3~10g
	柴胡与枳实	少阳未解里热已盛，胸胁脘腹疼痛，泻痢后重；小儿发热等	解表透邪，疏肝和胃	慢性肝炎，胆囊炎，胆石症，胆道蛔虫症，肋间神经痛；假性胰腺囊肿，急性胰腺炎；反流性食管炎，胃溃疡，胃炎，胃下垂；肠易激综合征，溃疡性结肠炎，粘连性肠梗阻；盆腔炎，急性乳腺炎，输卵管阻塞性不孕；病毒性心肌炎，冠心病心绞痛；病毒性肺炎等	《伤寒论》四逆散	柴胡：3~10g；枳实：3~10g

证	药对	症状	功效	应用	方源	剂量
风热表证	柴胡与羌活	风热犯表，少阳风寒致恶寒发热，头痛眩晕；头身困重，肢体酸痛；风寒头痛；痛经等	和解少阳，祛风散寒，胜湿止痛	流行性感冒，上呼吸道感染；变应性鼻炎，鼻窦炎；三叉神经痛，血管性头痛；颈椎病，肩周炎，慢性结膜炎，虹膜睫状体炎；风湿性关节炎，腰椎间盘突出症；慢性胃炎，慢性胆囊炎；流行性腮腺炎，湿疹，白癜风等	《症因脉治》柴胡羌活汤	柴胡：3~10g；羌活：3~10g
	牛蒡子与桔梗	风热表证，发热恶风，咽喉肿痛，咳嗽痰多等	疏散风热，宣肺利咽	流行性感冒，上呼吸道感染，急性咽喉炎，急慢性扁桃体炎，喉源性咳嗽；急慢性支气管炎，支气管哮喘；新型冠状病毒感染，慢性阻塞性肺疾病，肺脓肿；脂溢性皮炎，湿疹；流行性腮腺炎，乳腺炎；亚急性甲状腺炎等	《温病条辨》银翘散	牛蒡子：6~12g；桔梗：3~10g
	牛蒡子与连翘	风热咽喉肿痛，口舌生疮；风热痒疹，斑疹；疮痈等	疏散风热，解毒利咽	流行性感冒，上呼吸道感染，猩红热，病毒性肺炎；急性扁桃体炎，咽喉炎；流行性腮腺炎，急性淋巴结炎，乳腺炎；单纯性疱疹，带状疱疹；湿疹，痤疮，银屑病；过敏性紫癜等	《痘疹仁端录》牛蒡汤	牛蒡子：6~12g；连翘：6~15g
	牛蒡子与玄参	风热感冒，咽痛音哑；麻疹，咳痰；疮痈肿痛，风热牙痛等	疏散风热，解毒散结	流行性感冒，急慢性咽炎，扁桃体炎；喉源性咳嗽，支气管炎，支气管哮喘；急性颈下、颌下、腋下淋巴结炎；流行性腮腺炎，猩红热；过敏性紫癜，银屑病，荨麻疹；甲状腺功能亢进症，亚急性甲状腺炎等	《方氏脉症正宗》载牛蒡子配玄参等	牛蒡子：6~12g；玄参：9~15g

证	药对	症状	功效	应用	方源	剂量
风热表证	升麻与葛根	风热感冒，头身疼痛；麻疹初起发热恶寒，疹发不透；斑疹初起，头痛发热等	升阳透邪，透发疹毒	流行性感冒，急性扁桃体炎，慢性咽炎，急性牙龈脓肿，急性鼻窦炎，细菌性痢疾，溃疡性结肠炎；颈椎骨质增生硬化，腰椎间盘突出症，肩周炎，三叉神经痛；带状疱疹，单纯性疱疹，水痘，银屑病等	《太平惠民和剂局方》升麻葛根汤	升麻：3~10g；葛根：10~15g
	升麻与柴胡	温病壮热恶风，头身痛；清阳下陷久痢，内脏下垂，崩漏带下等	解表退热，升举清阳	流行性感冒，急性扁桃体炎，胃下垂，子宫脱垂，脱肛；胆囊炎，胆结石；功能失调性子宫出血，子宫内膜异位症，子宫肌瘤，子宫腺肌病；肠易激综合征，溃疡性结肠炎；流行性腮腺炎；重症肌无力等	《简明医彀》升柴汤	升麻：3~10g；柴胡：3~10g
	升麻与桔梗	风热蕴毒之咽喉肿痛，牙龈肿痛；斑疹不透等	疏散风热，解毒利咽	急慢性咽炎，急性扁桃体炎；急性支气管炎，病毒性肺炎，肺脓肿；流行性腮腺炎，亚急性甲状腺炎，幼儿急疹等	《叶氏女科》升麻桔梗汤	升麻：3~10g；桔梗：3~10g
	升麻与牛蒡子	风热表证发热咽痛，麻疹初起疹发不透；时毒疮疹发于头面	疏风透疹，解毒利咽	上呼吸道感染，疱疹性咽炎，急慢性咽炎，扁桃体炎，喉炎，声带息肉；猩红热，幼儿急疹、风疹；支气管炎，病毒性肺炎；流行性腮腺炎等	《外科理例》升麻牛蒡子散	升麻：3~10g；牛蒡子：6~12g
	蝉蜕与薄荷	风热表证或温病初起头痛，身热，咽喉疼痛；麻疹不透，小儿夜啼；瘾疹等	疏散风热，透疹止痒	流行性感冒，上呼吸道感染，急慢性咽炎，扁桃体炎，支气管炎，哮喘，病毒性肺炎；变应性鼻炎，鼻窦炎；幼儿急疹，小儿风疹，猩红热，荨麻疹，湿疹，银屑病；变应性结膜炎，病毒性角膜炎等	《景岳全书》二味消风散	蝉蜕：3~6g；薄荷：3~6g

证	药对	症状	功效	应用	方源	剂量
风热表证	蝉蜕与连翘	风热表证或温病初起发热，咽喉红肿疼痛，声音嘶哑；热毒疮肿；麻疹痘疹等	疏散风热，清热解毒	上呼吸道感染，新型冠状病毒感染；急性咽炎，急性扁桃体炎；慢性支气管炎，支气管肺炎，病毒性肺炎；变应性鼻炎，鼻窦炎；猩红热，幼儿急疹，小儿风疹；流行性腮腺炎，荨麻疹，湿疹，痤疮，银屑病；小儿抽动症等	《秋瘟证治要略》辛凉清解汤	蝉蜕：3~6g；连翘：6~15g
	蝉蜕与荆芥	风热表证，发热，喉痒咳嗽，鼻塞流涕；皮肤瘙痒，痤疮等	疏散风热，透疹止痒	上呼吸道感染发热，急性扁桃体炎，猩红热；水痘，小儿风疹；变应性鼻炎，慢性鼻窦炎；慢性湿疹，荨麻疹，神经性皮炎，过敏性皮炎，银屑病，脂溢性脱发；单纯疱疹性角膜炎等	《中医皮肤病学简编》荆芥蝉蜕汤	蝉蜕：3~6g；荆芥：5~10g
	蔓荆子与菊花	风热上攻致头晕头痛；肝热目赤等	疏散风热，清利头目	流行性感冒，支气管哮喘；流行性结膜炎，眼睑炎症，急慢性结膜炎症，表层角膜炎，急性泪囊炎；脑动脉硬化所致头痛，血管神经性头痛，三叉神经痛，椎动脉型颈椎病；鼻炎，鼻窦炎；面神经炎，中耳炎等	《仁斋直指》蔓荆散	蔓荆子：5~10g；菊花：5~10g
	蔓荆子与连翘	风火所致发热，头痛，咽干，面赤；暴发火眼等	清热解毒，祛风止痛	新型冠状病毒感染，流行性感冒；血管性头痛，三叉神经痛；支气管炎，支气管扩张；鼻窦炎，变应性鼻炎；结膜炎，慢性泪囊炎，单纯疱疹病毒性角膜炎（外用）；分泌性中耳炎，牙龈炎；痤疮等	《银海精微》白蒺藜散	蔓荆子：5~10g；连翘：6~15g

第二章 里 热 证

一、基本概念

里热证是指邪热炽盛的里证。多因病邪内传或脏腑积热所致。临床以身热汗多,渴欲冷饮,心烦口苦,面红目赤,尿赤刺痛,舌红苔黄,脉洪数或弦数为主要特征(温病气分证、营血分证以及杂病脏腑火热证、热毒病证等呈现上述症状)。湿与热交织蕴结滞留在各脏腑,即为脏腑湿热证,证型复杂,亦属里热证。倘若里热不退,灼伤阴液或慢性消耗性疾病,暗耗阴津,体内阴液亏虚,水不制火,导致里虚热证,又称阴虚内热或阴虚燥热证。

二、证型分类

因病情发展阶段、体质不同,影响脏腑及夹杂邪气各异而病证复杂,分类及辨证要点,如表2-1所示。

表2-1 里热证的分类及辨证要点

类型		辨证要点
温病气分证		系指温热疫疬邪气侵入气分所致高热、烦躁、口渴、汗出、脉洪大等
脏腑实火证	肺热证	发热口渴,咳喘气粗,甚则鼻煽,鼻息灼热,胸痛,或咽喉红肿疼痛;尿黄便结,舌红苔黄,脉洪数
	胃热证	胃脘灼痛,喜冷拒按,消谷善饥,渴喜冷饮,口臭吞酸,牙龈肿痛,大便秘结,小便短赤,舌红苔黄,脉滑数
	心热/心火证	心神烦乱,面赤身热,甚则神昏谵语,口舌生疮,咽燥,头痛,喜笑恐悸,手心热汗出,衄血等
	肝火炽盛证	面红目赤、易怒、头痛、胁痛、口苦、吐血、咯血、脉弦数
脏腑湿热证		症见发热,身热不扬,头痛而重,身重困倦,口苦,胸闷,尿黄而短,舌质红,舌苔黄腻,脉濡数
		常见湿热阻滞中焦之脘腹痞满证,湿热阻滞肝胆之黄疸病,湿热阻滞大肠之泻痢证,湿热下注膀胱之淋证,湿热下注带脉之带下病等

续表

类型	辨证要点		
热毒病证	斑疹,局部肿块焮热,伴高热、神昏、口渴、舌红,脉数	热毒蕴肺咽痛	高热持续,咽喉红肿热痛,溃疡;肺痈
		大肠湿热泻痢	大便脓血,腹痛腹泻,里急后重,高热不退
		热毒疮痈	痈肿疮毒,乳痈,肺痈,肠痈;虫蛇咬伤等
		热毒壅盛	痄腮,丹毒,神志昏迷等
温病营血分证	身热夜甚,心烦不寐,躁扰不宁,神昏谵语,舌绛紫,脉弦数;或见斑疹显露,色紫黑,吐血,衄血,便血,尿血;或更见四肢抽搐,颈项强直,角弓反张,目睛上视,牙关紧闭等		
疟疾寒热	由感受疟邪,邪正交争所致,以寒战壮热,头痛,汗出,休作有时为特征的传染性疾病。典型发作属正疟,阳热偏盛,寒少热多,为温疟;阳虚寒盛,寒多热少,则为寒疟;瘴疟中,热甚寒微,甚至壮热不寒,为热瘴,寒甚热微,甚至但寒不热,为冷瘴		
里虚热证	两颧红赤,形体消瘦,潮热盗汗,午后潮热,或夜间发热,五心烦热,夜热早凉,口燥咽干,舌红少苔,脉细数;阴虚干燥症突出,称阴虚燥热证;以虚热症突出,称阴虚火旺证		
组方选药及其药理作用	选药	依据里实热证,常选择清热泻火药、清热燥湿药、清热解毒药、清热凉血药组方;依据疟疾寒热,常选有清热和解、截疟功效的药组方;依据阴虚内热证,常选清退虚热药酌情配伍凉血之品组方	
	药理作用	依据里实热证的辨证要点,药物通过解热、抗炎、镇静、镇痛、改善微循环等作用可缓解症状,抗病原体(抗病原微生物、抗疟原虫),抗毒素,调节免疫功能对因治疗;用于阴虚的药物主要通过解热、抗交感神经、降血糖、抗血小板聚集、改善微循环、抑制钠泵等作用来缓解症状	

三、常用药对

主治里热证的常用药对,如表2-2用于脏腑火热证的药对,表2-3用于脏腑湿热证的药对,表2-4-1用于热毒病证(咽喉肿痛)的药对、表2-4-2用于热毒病证(疮痈为主)的药对、表2-4-3用于热毒病证(泻痢为主)的药对,表2-5用于温病营血分证的药对,表2-6用于疟疾寒热的药对以及表2-7用于里虚热证(阴虚内热证)的药对。

表 2-2　用于脏腑火热证的药对

证	药对	症状	功效	应用	方源	剂量
肺胃实火／温病气分证	石膏与知母	温病气分证高热，烦渴，脉洪大；肺热咳嗽，胃火牙痛，麻疹，中暑等	清热泻火，除烦止渴	流行性感冒，流行性乙型脑炎，流行性脑脊髓膜炎，上呼吸道感染；支气管炎，支气管扩张症；病毒性肺炎，慢性阻塞性肺疾病；急性胃炎，消化性溃疡；痢疾，溃疡性结肠炎；慢性唇炎，牙周炎，牙龈炎，口腔溃疡；肠伤寒，斑疹伤寒；风湿性关节炎，痛风性关节炎，类风湿关节炎；糖尿病，糖尿病视网膜病变，甲状腺功能亢进；牛皮癣，肛门湿疹等	《伤寒论》白虎汤	石膏：15~60g；知母：6~12g
	石膏与桂枝	表寒里热之高热不退，骨节疼烦；疟疾寒热等	清热泻火，温通经脉	上呼吸道感染发热，喘息性支气管炎，咳嗽变异性哮喘；支气管肺炎，新型冠状病毒感染；鼻炎，鼻窦炎；急性风湿性关节炎，急性痛风性关节炎；湿疹，荨麻疹；糖尿病周围神经病变等	《素问病机气宜保命集》桂枝石膏汤	石膏：15~60g；桂枝：3~10g
	石膏与柴胡	发热微恶寒，无汗头痛，目痛口渴鼻干；经闭等	发表解肌，退热	上呼吸道感染，流行性感冒；咳嗽变异性哮喘，病毒性肺炎；胆囊炎，胆汁反流性胃炎，糖尿病，急性胰腺炎，紫癜性肾炎，牙周炎，口腔溃疡；流行性腮腺炎，扁桃体炎；阴道炎等	《郑氏家传女科万金方》石膏柴胡汤	石膏：15~60g；柴胡：3~10g
	石膏与栀子	胃热口疮口臭，烦渴易饥，口燥唇干等	清泻胃火	流行性感冒，流行性乙型脑炎；急性支气管炎，支气管哮喘，支气管扩张；大叶性肺炎，慢性阻塞性肺疾病；手足口病，口腔炎，口腔溃疡，过敏性唇炎；胆囊炎，慢性肝炎，脂肪肝；急慢性胃炎，糖尿病等	《千金方》栀子石膏汤	石膏：15~60g；栀子：6~10g

续表

证	药对	症状	功效	应用	方源	剂量
肺胃实火／温病气分证	芦根与知母	肺热咳嗽，痰黄咽痒；胃中积热，烦渴喜冷，牙痛等	清肺胃热，生津止渴	流行性感冒，上呼吸道感染；急性支气管炎，支气管哮喘，病毒性肺炎，肺脓肿；慢性萎缩性胃炎，反流性食管炎；糖尿病，干燥综合征等	《千金方》《幼幼新书》芦根汤	芦根：15~30g；知母：6~12g
	天花粉与知母	热病津伤烦渴，肺热咳嗽痰黏，消渴病等	清热泻火，润燥生津	上呼吸道感染，扁桃体炎；慢性鼻炎，鼻窦炎；慢性支气管炎，支气管扩张，肺炎，肺结核；慢性萎缩性胃炎，干燥综合征；糖尿病及其视网膜病变，干眼症等	《圣济总录》栝楼饮	天花粉：10~15g；知母：6~12g
	天花粉与芦根	热邪犯肺，咳嗽痰稠；热病津伤口渴，消渴等	清热生津，清肺化痰	流行性感冒，急性扁桃体炎；鼻窦炎，变应性鼻炎；慢性萎缩性胃炎，反流性食管炎；糖尿病，红斑狼疮，干燥综合征；干眼症，疱疹性结膜炎；肾结石等	《圣济总录》芦根汤	天花粉：10~15g；芦根：15~30g
	栀子与黄芩	肺热咳嗽，小便不利；血热出血，湿热黄疸，温病发热等	清肺，利尿	流行性感冒，上呼吸道感染，支气管扩张，支气管炎，病毒性肺炎，肺脓肿；病毒性肝炎，胆囊炎，胆石症；糖尿病，脑卒中，尿路感染等	《伤寒总病论》黄芩栀子汤	栀子：6~10g；黄芩：3~10g
心火亢盛证	栀子与淡豆豉	温病气分之胸闷不舒，心烦不眠；胃热痞满，疼痛；心悸失眠等	清心除烦，发散郁热	反流性食管炎，胆汁反流性胃炎，急性胃炎，胆囊炎，慢性胰腺炎；抑郁症，焦虑症，精神分裂症，癫症，神经症；上呼吸道感染，急性扁桃体炎，急性支气管炎等	《伤寒论》栀子豉汤	栀子：6~10g；淡豆豉：6~12g

证	药对	症状	功效	应用	方源	剂量
心火亢盛证	栀子与连翘	热病热郁胸脘，心烦不安；热入心包，高热神昏；目赤，咽干，胁下痛；粉刺 等	清泻心火，凉血解毒	流行性感冒，流行性乙型脑炎，猩红热，上呼吸道感染，败血症；病毒性肺炎，大叶性肺炎；急慢性鼻炎，鼻窦炎；口腔溃疡，牙龈肿痛；腮腺炎，丹毒，蜂窝织炎；急性胆囊炎，病毒性肝炎；尿路感染；缺血性脑卒中等	《伤寒杂病论》栀子连翘甘草栝蒌汤	栀子：6~10g；连翘：6~15g
	栀子与淡竹叶	火热入心，躁烦振栗，口舌生疮，小便短赤；咽痛，黄疸等	清热除烦，利湿通淋	流行性感冒，上呼吸道感染，急性扁桃体炎发热；口腔炎，嘴唇溃疡，口腔溃疡；结膜炎，面部接触性皮炎；细菌性痢疾，尿路感染，急性传染性肝炎；癔症，神经症等	《外台秘要》淡竹叶汤；《医醇剩义》栀子解郁汤	栀子：6~10g；淡竹叶：6~10g
	栀子与黄连	实热火毒，身热烦躁，错语不眠；热病吐血、衄血；或热甚发斑，黄疸等	清热泻火，燥湿解毒	流行性乙型脑炎，流行性出血热；上呼吸道感染，急性扁桃体炎，急性口腔炎，急性齿龈炎，牙周炎，急性结膜炎，急性中耳炎；大叶性肺炎，病毒性肺炎；急性胃肠炎，细菌性痢疾，十二指肠溃疡，慢性结肠炎；急性胆管炎，糖尿病，梅尼埃病，血管神经性头痛；痛风性关节炎等	《外台秘要》黄连栀子汤；《肘后备急方》黄连解毒汤	栀子：6~10g；黄连：2~5g
	竹叶与石膏	热病后期，气阴两伤，口干唇燥，口疮等	清热生津，和胃	流行性乙型脑炎，流行性出血热，猩红热；急性扁桃体炎，急慢性咽炎，喉炎；顽固性口腔溃疡，复发性口疮；食管炎，浅表性胃炎，萎缩性胃炎；糖尿病，病毒性心肌炎等	《伤寒论》竹叶石膏汤	竹叶：6~15g；石膏：15~60g

证	药对	症状	功效	应用	方源	剂量
心火亢盛证	黄连与连翘	火热上炎口舌生疮,咽痛,牙痛;内扰心神之失眠等;头晕头痛;热毒疮疡等	疏散清热,泻火解毒	流行性感冒,流行性乙型脑炎,流行性脑脊髓炎;急性扁桃体炎,咽炎,败血症,肠伤寒,流行性出血热;沙眼,急性细菌性结膜炎;口腔溃疡,中耳炎;蜂窝织炎等	《外科正宗》黄连解毒汤	黄连:2~5g;连翘:6~15g
	黄芩与连翘、金银花	风热感冒,发热咳嗽;壮热口渴,烦躁,咽喉红肿等	疏散风热,泻火解毒	流行性感冒,流行性乙型脑炎,化脓性脑膜炎,猩红热;上呼吸道感染,急性扁桃体炎;病毒性肺炎,肺脓肿,支气管炎;肝炎,传染性单核细胞增多症;麻疹,斑疹,腮腺炎等	《中国药典》(2025年版)双黄连口服液	黄芩:3~10g;连翘:6~15g;金银花:6~15g
肝火上炎证	夏枯草与菊花	肝火上炎之头晕头痛,目珠疼痛;肝郁气滞,经行头痛等	清泻肝火,平肝明目	高血压合并动脉硬化,高脂血症属肝阳上亢型,血管神经性头痛;流行性结膜炎,复发性结膜炎,青光眼,干眼症;变应性鼻炎,鼻窦炎等	《明目至宝》夏枯草丸	夏枯草:9~15g;菊花:5~10g
	夏枯草与决明子	目赤肿痛;肝热目疾,肝肾阴虚、虚火上炎目疾等	清肝明目	急性结膜炎,糖尿病视网膜病变,青光眼;高脂血症,高血压头痛,血管神经性头痛;甲状腺功能亢进,桥本甲状腺炎等	《中国中医药现代远程教育》降糖护眼颗粒	夏枯草:9~15g;决明子:9~15g
	决明子与菊花	肝经实热,目生赤肉,涩痛等	清肝明目	高血压头昏痛,高脂血症;青光眼,急性结膜炎,睑结膜炎,病毒性角膜炎,夜盲症,干眼症,视疲劳,老年黄斑病变;肥胖,便秘,慢性肝炎,糖尿病等	《中医良药良方》决明子菊花茶	决明子:9~15g;菊花:5~10g

续表

证	药对	症状	功效	应用	方源	剂量
肝火上炎证	决明子与青葙子	肝经风热，目赤肿痛，胬肉侵睛等	清肝明目	急性结膜炎，角膜炎，白内障，葡萄膜炎，视神经炎，开角型青光眼，高血压眼底病变，慢性葡萄膜炎，视疲劳，干眼症，糖尿病视网膜病变等	《博济方》决明子散	决明子：9~15g；青葙子：6~15g
	谷精草与菊花	肝经郁热致小儿青盲等	清肝祛风明目	结膜炎，急性角膜炎，急慢性球后视神经炎，中心性视网膜脉络膜炎，夜盲症，青光眼，白内障，视疲劳，儿童抽动障碍等	《眼科阐微》开窍引	谷精草：5~10g；菊花：5~10g
	密蒙花与木贼	肝热目赤多泪，羞明，视物不清，睑生风粟等	清肝疏风明目	急性结膜炎，沙眼，流行性出血性结膜炎，角膜炎，角膜溃疡，白内障，青光眼，溃疡性眼睑缘炎，干眼症，视网膜血管炎；儿童抽动障碍等	《太平惠民和剂局方》密蒙花散	密蒙花：3~9g；木贼：3~9g

表 2-3 用于脏腑湿热证的药对

证	药对	症状	功效	应用	方源	剂量
脏腑湿热诸证	黄芩与黄连	火热炽盛之高热神昏烦躁，目赤肿痛，口舌生疮，牙龈肿痛，吐衄出血；热毒痈肿疔疮；湿热脘腹痞满，吐泻；痤疮等	清热燥湿，泻火解毒	流行性感冒，流行性乙型脑炎，流行性出血热，流行性腮腺炎，猩红热；支气管肺炎；糖尿病合并高脂血症，糖尿病；浅表性胃炎，胆汁反流性胃炎，细菌性痢疾，溃疡性结肠炎，病毒性肠炎；口腔溃疡，口唇疱疹，病毒性角膜炎，虹膜炎，尿道炎，前列腺炎（血精）；病毒性心肌炎早期，快速型心律失常，蜂窝织炎，湿疹，骨髓炎等	《金匮要略》三黄泻心汤；《张氏医通》金花散	黄芩：3~10g；黄连：2~5g

续表

证	药对	症状	功效	应用	方源	剂量
脏腑湿热诸证	黄芩与青蒿	少阳湿热证，寒热往来，热重寒轻，口苦吐酸，膈闷；疟疾等	清胆利湿，和解少阳	流行性感冒，上呼吸道感染，鼻窦炎；支气管扩张，病毒性肺炎，大叶性肺炎；急性胃炎，急慢性胆囊炎，急性传染性肝炎，细菌性肝脓肿，钩端螺旋体病；精神分裂症，中风后遗症，糖尿病，梅尼埃病等	《重订通俗伤寒论》蒿芩清胆汤	黄芩：3~10g；青蒿：6~12g
	黄连与木香	湿热下痢脓血，腹痛，里急后重等	清热燥湿，行气止痛	慢性胃炎，胆汁反流性胃炎，胃溃疡，糖尿病性胃轻瘫；慢性胰腺炎，胆囊炎，胆石症；痢疾，急性肠炎，过敏性肠炎，克罗恩病，肠易激综合征，溃疡性结肠炎等	《太平惠民和剂局方》香连丸	黄连：2~5g；木香：3~6g
	黄连与紫苏叶	湿热证，呕吐不止，脘闷纳呆；妊娠恶阻等	清热燥湿，和胃止呕	反流性食管炎，急性胃炎呕吐，神经性呕吐，胃及十二指肠溃疡，糖尿病性胃轻瘫；结肠炎，腹泻型肠易激综合征；小儿夜啼等	《温病条辨》黄连苏叶汤	黄连：2~5g；紫苏叶：5~10g
	黄连与黄柏	下痢黄赤水或黄赤脓；湿热带下，湿疹湿疮；牙龈肿痛，热毒疮痈，痔疮等	清热解毒，燥湿止痢	细菌性痢疾，中毒性痢疾；尿道炎，尿路感染，阴囊湿疹，生殖器疱疹；带状疱疹，手癣，脚癣，下肢急慢性湿疹，皮炎；乳腺炎，蜂窝织炎，腮腺炎，扁桃体淋巴结肿大；急性盆腔炎，阴道炎；骨髓炎等	《圣济总录》黄柏丸，黄柏散	黄柏：3~12g；黄连：2~5g
	黄柏与椿皮	大肠湿热泻痢，腹痛腹泻；湿热带下等	清热燥湿	慢性肠炎，慢性非特异性溃疡性结肠炎，细菌性痢疾；功能失调性子宫出血，慢性盆腔炎，细菌性阴道病等	《明医指掌》二黄三白丸	黄柏：3~12g；椿皮：6~9g

证	药对	症状	功效	应用	方源	剂量
脏腑湿热诸证	黄柏与栀子	黄疸热重于湿，身热，发黄，心烦懊恼；湿热毒瘀痤疮等	清热利湿	上呼吸道感染，病毒性肺炎；急慢性黄疸性肝炎，急性胆囊炎，胆结石，肝硬化，妊娠期胆汁淤积症；放射性肠炎，溃疡性结肠炎；急性盆腔炎，细菌性阴道炎；带状疱疹等	《伤寒论》栀子柏皮汤	黄柏：3~12g；栀子：6~10g
	黄柏与大黄	湿热黄疸，黄色鲜艳兼便秘，水火烫伤等	清热利湿，通腑泄热	上消化道出血，糜烂性胃炎，急性细菌性痢疾，中毒性痢疾，溃疡性结肠炎；慢性胆囊炎，胆结石，肝炎；急性盆腔炎，急性外阴炎等	《证治准绳》二黄膏	黄柏：3~12g；大黄：3~15g
	黄柏与青黛	咽喉肿痛，口疮口臭，牙龈溃烂，虫蚀；湿疹瘙痒等	清热燥湿，泻火解毒	扁桃体炎，咽炎；牙龈炎，牙周炎，口腔溃疡，中耳炎；腮腺炎，急性乳腺炎；慢性肠炎，慢性非特异性溃疡性结肠炎；阴道炎，宫颈炎，尖锐湿疣；脓疱疮，湿疹，带状疱疹等	《太平圣惠方》黄柏散(含麝香)，青黛柏茶	黄柏：3~12g；青黛：1~3g
	黄柏与川楝子	疝痛，阴囊红肿湿痒疼痛，虫积腹痛等	清热燥湿，行气止痛	慢性胆囊炎，慢性结肠炎；慢性前列腺炎，尿路感染；急慢性盆腔炎，念珠菌阴道炎；手足癣，甲沟炎等	《顾松园医镜》金铃黄柏散	黄柏：3~12g；川楝子：5~10g
	苦参与黄柏	湿热带下，湿热泻痢，疥疮，湿疹，臁疮等	清热燥湿，止带止痒	宫颈柱状上皮异位，滴虫性阴道炎，念珠菌阴道炎，阴部湿疹，包皮龟头炎外洗；肛周湿疹，肛瘘手术外洗；急性肠炎，霉菌性肠炎，溃疡性结肠炎；中耳炎，急性外耳炎；神经性皮炎，足癣，脓疱疮，糖尿病坏疽等	《普济方》苦参汤	苦参：4.5~9g；黄柏：3~12g

续表

证	药对	症状	功效	应用	方源	剂量
脏腑湿热诸证	苦参与栀子	湿热黄疸，血痢，湿热带下；湿疹，疥疮等	清热燥湿，利胆退黄	急性传染性黄疸性肝炎，慢性肝炎，胆囊炎，痢疾，肠炎；宫颈炎，盆腔炎；慢性前列腺炎，尿路感染；慢性湿疹等	《圣济总录》苦参栀子丸	苦参：4.5~9g；栀子：6~10g
	苦参与丹参	湿疹，疥疮瘙痒，痛经等	清热燥湿，凉血活血	慢性乙型肝炎，肝硬化；高血压，病毒性心肌炎，室性早搏，心律失常；宫颈炎，慢性盆腔炎；霉菌性肠炎，溃疡性结肠炎；痤疮，带状疱疹，尖锐湿疣等	《太平圣惠方》丹参汤	苦参：4.5~9g；丹参：10~15g
	苦参与蛇床子	湿毒虫致阴痒，带下量多色黄；瘾疹，癣痒等	清热燥湿，杀虫止痒	盆腔炎，慢性宫颈炎，滴虫性阴道炎，真菌性阴道炎；尿道炎外阴、阴囊湿疹；神经性皮炎，皮肤瘙痒，荨麻疹，银屑病等	《妇产科学》蛇床子散	苦参：4.5~9g；蛇床子：3~10g
	苦参与槟榔	脓疥湿热疮疡，热毒疮肿，麻疹，痘疹，疥疮等	清热燥湿	真菌性阴道炎，滴虫性阴道炎，阴囊湿疹，外阴瘙痒症；龟头炎，尿道口感染；细菌性痢疾，中毒性痢疾，蛔虫病，肠滴虫病，结肠炎；毛囊炎，神经性皮炎，传染性软疣等	《古今医统大全》苦参散	苦参：4.5~9g；槟榔：3~10g
	苦参与白鲜皮	湿热带下，湿热淋证，湿疹，皮肤瘙痒属湿热型	清热泻火，燥湿止痒	真菌性阴道炎，细菌性阴道病，单纯性阴道炎，滴虫性阴道炎，慢性子宫颈炎；尿路感染，泌尿生殖系统感染；阴囊湿疹，急性外阴溃疡，脂溢性皮炎，神经性皮炎，荨麻疹，银屑病等	《中国民间百病良方》苦参鲜皮酒（含露蜂房）	苦参：4.5~9g；白鲜皮：5~10g

续表

证	药对	症状	功效	应用	方源	剂量
	茵陈与栀子	湿热黄疸，身目俱黄，黄色鲜明，发热无汗，二便不利等	清热利湿，退黄	病毒性肝炎，肝硬化，脂肪肝，胆囊炎，胆汁淤积症，胆石症，蚕豆病，钩端螺旋体病；前列腺炎，尿道炎；痤疮，荨麻疹，湿疹；高脂血症，肠炎等	《伤寒论》茵陈蒿汤	茵陈：6~15g；栀子：6~10g
	茵陈与柴胡	湿热黄疸，通身并黄，伤寒头痛等	清热利胆退黄	急性病毒性肝炎，脂肪性肝炎，慢性乙型肝炎，肝硬化，急性和慢性胆囊炎，胆结石；胆汁反流性胃炎，急慢性胰腺炎；功能性消化不良，肠炎等	《圣济总录》柴胡汤	茵陈：6~15g；柴胡：3~10g
脏腑湿热诸证	茵陈与蒲公英	湿热黄疸，湿热带下，疮痈等	清热利湿	急性黄疸性肝炎，慢性肝炎，迁延性肝炎，慢性胆囊炎，胆石症，脂肪肝；盆腔炎，真菌性阴道炎；带状疱疹等	《经验方》茵陈公英汤	茵陈：6~15g；蒲公英：10~15g
	龙胆与苦参	湿热黄疸，湿热带下；湿疹，湿疮等	清热燥湿，利胆退黄	急性黄疸性肝炎，急性胆囊炎，胆结石；外阴瘙痒，前庭大腺炎，细菌性阴道病，慢性盆腔炎；慢性前列腺炎，尿路感染；带状疱疹等	《杂病源流犀烛》龙胆苦参丸	龙胆：3~6g；苦参：4.5~9g
	龙胆与栀子	肝胆湿热黄疸，脘腹疼痛，泄泻，带下，小便淋浊，阴肿阴痒；肝经实火头痛头晕，目赤耳聋，胁痛口苦等	清利肝胆，泻肝胆实火	急性黄疸性肝炎，慢性胆囊炎，胆石症；胆汁反流性胃炎，溃疡性结肠炎；急慢性盆腔炎，真菌性阴道炎，尖锐湿疣；慢性前列腺炎，尿路感染；血管神经性水肿，偏头痛；中耳炎，外耳道炎；带状疱疹，肛周湿疹，神经性皮炎；流行性脑脊髓膜炎等	《仁斋直指方论》必效散；《医方集解》龙胆泻肝汤	龙胆：3~6g；栀子：6~10g

续表

证	药对	症状	功效	应用	方源	剂量
脏腑湿热诸证	白鲜皮与牡丹皮	阴部湿疹,丹毒,溃疡,皮肤瘙痒等	清热燥湿,凉血祛风	血管神经性水肿,面部激素依赖性皮炎,尿布皮炎,过敏性皮炎,丘疹性荨麻疹,银屑病,剥脱性皮炎,神经性皮炎,蜂窝织炎等	《中医皮肤病学简编》白鲜皮汤	白鲜皮:5~10g;牡丹皮:6~12g
	白鲜皮与苍术	湿热瘙痒,丹毒,皮肤癣痒,湿疹,湿疮,疥癣,风湿痹痛等	清热燥湿,祛风止痒	宫颈炎,真菌性阴道炎,细菌性阴道病;肛周湿疹,慢性湿疹伴消化不良;毛发红糠疹,毛孔性苔藓,掌跖角化,鱼鳞癣,顽固手癣,脚癣;下肢静脉曲张等	《朱仁康临床经验集》苍术膏	白鲜皮:5~10g;苍术:3~9g

表 2-4-1 用于热毒病证(咽喉肿痛)的药对

类	药对	症状	功效	应用	方源	剂量
热毒咽喉肿痛	金银花与连翘	温病卫分证或风热感冒之发热头痛,咽痛;热毒疮肿等	疏散风热,清热解毒	流行性感冒,上呼吸道感染;猩红热,急性扁桃体炎,咽部带状疱疹;流行性出血热,预防流行性乙型脑炎;病毒性肺炎,肺脓肿;急性淋巴结淋巴管炎,毛囊炎,蜂窝织炎;睑腺炎,眼睑丹毒,眼睑炎性水肿,手足口病;腮腺炎,乳腺炎;湿疹,脓疱疮,丘疹性荨麻疹;皮肤软组织炎,瘢痕疙瘩,脉管炎;外伤感染骨髓炎,类风湿关节炎;肾盂肾炎,尿路感染,前列腺炎,胆囊炎,肝硬化等	《温病条辨》银翘散;双黄连口服液	金银花:6~15g;连翘:6~15g

续表

类	药对	症状	功效	应用	方源	剂量
热毒咽喉肿痛	金银花与甘草	温病卫分证或风热感冒所致咽喉红肿热痛；热毒疮疖，发背恶疮等	清热解毒	流行性感冒，上呼吸道感染；急慢性咽炎，扁桃体炎；单纯性疱疹，口腔溃疡，白塞综合征；放射性肺炎，新生儿肺炎，腮腺炎，深部脓肿，药疹，新生儿中毒性红斑；尿路感染，前列腺炎；宫颈柱状上皮异位，阴道炎；胆囊炎，溶血性黄疸等	《卫生宝鉴》金银花散	金银花：6~15g；甘草：2~10g
	金银花马勃	风热感冒，湿温阻喉，发热口渴，咽痛；大头瘟毒等	清热解毒，利咽消肿	猩红热，急性上呼吸道感染；急慢性咽炎，急性化脓性扁桃体炎，慢性喉炎，声带小结，声带息肉，喉源性咳嗽；手足口病，流行性腮腺炎；痔疮出血等	《温病条辨》银翘马勃散	金银花：6~15g；马勃：2~6g
	金银花与薄荷	外感风热，温病初起，发热咽痛口渴；肝郁气滞胁肋胀痛等	清热解毒，疏散利咽	流行性感冒，流行性出血热，上呼吸道感染；急性支气管炎，肺炎；猩红热，急性扁桃体发炎，急慢性咽炎；急性结膜炎，变应性结膜炎，睑腺炎；口腔溃疡，糖尿病并发牙周炎；腮腺炎，日光性皮炎；中暑头晕等	《经验方》银花薄荷饮	金银花：6~15g；薄荷：3~6g
	金银花与栀子	咽喉肿痛，口舌生疮，牙龈肿痛，目赤眩晕等	清热解毒，泻火利咽	流行性感冒，流行性乙型脑炎，流行性出血热，上呼吸道感染；急性支气管炎，病毒性肺炎；猩红热，急性咽炎，急性化脓性扁桃体炎；牙龈炎，牙周炎；急性胃肠炎，胆囊炎；肾盂肾炎，急性膀胱炎，前列腺炎；肛周脓肿，毛囊炎等	《中国药典》(2025年版)栀子金花丸	金银花：6~15g；栀子：6~10g

类	药对	症状	功效	应用	方源	剂量
热毒咽喉肿痛	金银花与黄芩	温病初起或风热感冒发热，咽喉红肿热痛等	清热解毒	流行性感冒，流行性乙型脑炎，流行性出血热，上呼吸道感染；病毒性肺炎，急性支气管炎；猩红热，急性扁桃体炎，咽喉炎；流行性腮腺炎，下颌淋巴结肿大；病毒性角膜炎，急性结膜炎；尿路感染，急性肾盂肾炎；急性盆腔炎，慢性宫颈炎等	《中华人民共和国卫生部药品标准》银黄颗粒	金银花：6~15g；黄芩：3~10g
	金银花与板蓝根	风热感冒或温病初起之发热头痛，咽痛；疖腮，水痘等	清热解毒，凉血利咽	流行性感冒，流行性乙型脑炎，上呼吸道感染；病毒性肺炎，急性支气管炎；猩红热，急性咽喉炎，扁桃体炎，扁桃体肿大；口腔溃疡，白塞综合征；流行性腮腺炎，淋巴结肿大，蜂窝织炎，急性乳腺炎，胰腺炎，胆囊炎，乙型肝炎等	《经验方》板蓝根银花糖浆	金银花：6~15g；板蓝根：9~15g
	金银花与蒲公英	风热感冒致咽喉灼痛，咽干，痈疖，毒虫蜇伤等	解表透热，疏肝理气	流行性感冒，上呼吸道感染；猩红热，急性咽喉炎，扁桃体炎；支气管炎，肺炎，肺脓肿；胃炎，胰腺炎，胆囊炎，痢疾；急性盆腔炎，前庭大腺炎，尖锐湿疣，尿路感染，肾盂肾炎；乳腺炎，流行性腮腺炎，蜂窝织炎，毛囊炎；急性结膜炎，睑腺炎，病毒性角膜炎等	《医宗金鉴》五味消毒饮	金银花：6~15g；蒲公英：10~15g
	连翘与板蓝根	风热感冒，咽喉肿痛；疖腮，大头瘟，丹毒等发热，红肿热痛；热毒疮肿等	疏散风热，宣肺利咽	流行性感冒，流行性乙型脑炎，流行性出血热，上呼吸道感染；猩红热，急性咽喉炎，急性扁桃体炎，声带水肿；口腔溃疡，白塞综合征；	《肿瘤方剂大辞典》连翘板蓝根汤	连翘：6~15g；板蓝根：9~15g

类	药对	症状	功效	应用	方源	剂量
				慢性肝炎,脂肪肝;腮腺炎,急性淋巴结炎;日光性皮炎,结节性红斑,过敏性荨麻疹,尖锐湿疣;白血病等		
	板蓝根与大青叶	风热感冒,热毒咽痛,痄腮,麻疹等	清热解毒,凉血利咽	流行性感冒,流行性乙型脑炎,流行性出血热,上呼吸道感染;病毒性肺炎,急性支气管炎;猩红热,咽喉炎,扁桃体炎;口腔炎,口腔溃疡;病毒性结膜炎,病毒性角膜炎;流行性腮腺炎,亚急性甲状腺炎;病毒性心肌炎,乙型肝炎,系统性红斑狼疮;带状疱疹,尖锐湿疣等	《中华人民共和国卫生部药品标准》复方板蓝根颗粒	板蓝根:9~15g;大青叶:9~15g
热毒咽喉肿痛	板蓝根与山豆根	热毒内蕴之咽喉肿痛,牙龈肿痛,口舌生疮;痄腮,水痘等	清热解毒,利咽消肿	流行性感冒,上呼吸道感染,猩红热;急慢性咽炎,急性扁桃体炎;口腔溃疡,复发性口疮;鼻恶性肉芽肿,流行性腮腺炎,亚急性甲状腺炎;扁平疣,跖疣,带状疱疹,银屑病;小儿多动症,特发性血小板减少性紫癜等	《疼痛妙方绝技精粹》五根汤	板蓝根:9~15g;山豆根:3~6g
	大青叶与金银花	风热感冒或温病初起所致发热头痛,咽喉红肿;热毒疔疮,丹毒,痄腮,喉痹;黄疸等	清热解毒,疏散风热	流行性感冒,流行性乙型脑炎,上呼吸道感染;猩红热,急性扁桃体炎,急性咽炎;流行性腮腺炎,急性颈部淋巴结炎,蜂窝织炎;急慢性结膜炎,睑缘炎,病毒性角膜炎,睑腺炎;慢性胆囊炎,病毒性肝炎等	《中国药典》(2025年版)复方大青叶合剂	大青叶:9~15g;金银花:6~15g

续表

类	药对	症状	功效	应用	方源	剂量
热毒咽喉肿痛	大青叶与蒲公英	急性热病,高热持续;头昏胀痛,咽喉红肿灼痛,口渴心烦;肺热咳嗽,痄腮等	清热解毒,利咽消肿	流行性感冒,流行性乙型脑炎,上呼吸道感染;猩红热,急性化脓性扁桃体炎,慢性咽炎;淋巴腺炎,淋巴结结核,腮腺炎,病毒性肺炎,肺脓肿;带状疱疹,痤疮,银屑病,扁平苔藓,尖锐湿疣;肝炎,急性阑尾炎术后感染;急性骨髓炎,白血病等	《医方新解》三阳清解汤	大青叶:9~15g;蒲公英:10~15g
	山豆根与大青叶	风热或热毒致咽喉肿痛,白喉,乳蛾;肺热咳喘等	清热解毒,利咽消肿	流行性感冒,上呼吸道感染,猩红热,手足口病;急性化脓性扁桃体炎,急性咽炎,疱疹性咽峡炎,喉癌;大叶性肺炎,支气管炎;急性颈部淋巴结炎,腮腺炎;银屑病,带状疱疹,扁平疣;钩端螺旋体病等	《中西医结合杂志》大青叶汤	山豆根:3~6g;大青叶:9~15g
	山豆根与射干	热毒内蕴之咽喉肿痛,痰涎壅盛;肺热咳嗽等	清热解毒,祛痰利咽	急性扁桃体炎,化脓性扁桃体炎,扁桃体肥大,疱疹性咽峡炎,慢性咽炎,白喉;慢性鼻窦炎,鼻咽癌,支气管炎,哮喘,肺炎;口腔溃疡,牙周炎,毛囊炎,湿疹;溃疡性结肠炎等	《普济方》山豆根方	山豆根:3~6g;射干:3~10g
	山豆根与栀子	热毒咽喉肿痛,肺热咳嗽	清热解毒利咽	扁桃体炎,急慢性咽炎,变应性鼻炎,支气管炎,肺炎;流行性腮腺炎,尖锐湿疣,银屑病;急性黄疸型肝炎,肝硬化等	《仙传外科集验方》山豆根汤	山豆根:3~6g;栀子:6~10g
	青黛与甘草	咽喉肿痛,水浆不下;牙龈出血,重舌、木舌等	清热解毒利咽	急性扁桃体炎,咽炎;牙周炎,舌炎,口腔溃疡;流行性腮腺炎,淋巴结炎;病毒性肺炎,百日咳;脓疱疮,皮肤湿疹溃疡,玫瑰糠疹,银屑病等	《御药院方》咽喉碧玉散	青黛:1~3g;甘草:2~10g

表 2-4-2　用于热毒病证(疮痈为主)的药对

类	药对	症状	功效	应用	方源	剂量
热毒疮痈／内痈	蒲公英与紫花地丁	热毒致痈疮疔毒,丹毒,乳痈,肺痈,肠痈等	清热解毒,消痈散结	乳腺炎,蜂窝织炎,化脓性疔疮,痤疮,银屑病;胃及十二指肠溃疡,糜烂性胃炎;肺炎,肺脓肿;肠道淋巴结炎,慢性阑尾炎;急性肾盂肾炎,尿路感染,肾炎,前列腺炎;盆腔炎,高尿酸型痛风等	《惠直堂经验方》地丁膏	蒲公英:10~15g;紫花地丁:15~30g
	蒲公英与夏枯草	疮痈,瘰疬痰核,痄腮,乳痈,肝热目赤等	清热解毒,消肿散结	脓疱疮,痤疮,扁平疣;急性乳腺炎,乳腺增生;腮腺炎,桥本甲状腺炎;急性结膜炎,病毒性角膜炎;扁桃体炎,淋巴结肿大,淋巴结结核;传染性肝炎,胆囊炎,胃炎等	《本草汇言》夏蒲茶;《中华人民共和国卫生部药品标准》腮腺炎片	蒲公英:10~15g;夏枯草:9~15g
	蒲公英与忍冬藤	乳痈初期,痤疮,疖肿等	清热解毒,消痈散结	急慢性乳腺炎,乳腺增生;急性蜂窝织炎,腮腺炎;慢性前列腺炎,尿路感染;慢性阑尾炎,盆腔炎,慢性宫颈炎,子宫腺肌病等	《洞天奥旨》英藤汤	蒲公英:10~15g;忍冬藤:9~30g
	蒲公英与连翘	疮痈,乳痈,肺痈,肠痈等	清热解毒,消痈散结	蜂窝织炎,乳腺炎,乳腺增生,痤疮,烧伤,甲状腺结节;结膜炎,睑腺炎;慢性鼻炎,鼻窦炎;口腔溃疡,流行性感冒,咽喉炎,扁桃体炎;腮腺炎,颈淋巴结结核;病毒性肺炎,肺脓肿,胆囊炎,肝炎,肠炎,阑尾炎;慢性盆腔炎,滴虫性阴道炎;慢性肾小球肾炎,尿路感染;肛周湿疹等	《玉樵医令》翘英茶	蒲公英:10~15g;连翘:6~15g;

类	药对	症状	功效	应用	方源	剂量
热毒疮痈/内痈	蒲公英与鱼腥草	疮痈，肺痈，乳痈等	清热泻火解毒	蜂窝织炎，痤疮，乳腺炎；慢性支气管炎，百日咳；肺炎，肺脓肿；变应性鼻炎，慢性鼻窦炎；口腔溃疡，单纯性口唇疱疹；慢性痢疾，肛周脓肿；急性尿路感染，肾盂肾炎等	《湖北中草药志》治肺脓肿方含有该药对	蒲公英：10~15g；鱼腥草：15~25g
	蒲公英与败酱草	热毒瘀所致肠痈腹痛，乳痈，黄疸，疮疖痈肿，丹毒，疥癣等	清热解毒，消痈散结	慢性胃炎，急性胰腺炎；阑尾炎，痢疾，溃疡性结肠炎；急慢性宫颈炎，子宫内膜炎，子宫内膜异位，慢性盆腔炎，宫外孕；胆囊炎，病毒性肝炎；乳腺炎，腮腺炎；扁桃体炎，流行性感冒，肺炎；手足癣，痤疮，扁平疣；尿路感染，慢性前列腺炎等	《实用单方验方大全》蒲公英败酱汤	蒲公英：10~15g；败酱草：6~15g；
	金银花与野菊花	热毒内蕴致疔疮痈肿，乳痈等	清热解毒，消痈散结	蜂窝织炎，脓疱疮，腮腺炎，急性乳腺炎，银屑病；淋巴结肿大，淋巴结核；急性扁桃体炎，急慢性咽炎，急性鼻窦炎；慢性宫颈炎，盆腔炎；尿路感染，急慢性前列腺炎；骨髓炎，深部脓肿，痛风等	《医宗金鉴》五味消毒饮	金银花：6~15g；野菊花：9~15g
	金银花与紫花地丁	热毒痈疽疔毒，丹毒，乳痈，恶疮肿痛等	清热解毒，消肿散结	蜂窝织炎，毛囊炎，多发性疖疮，带状疱疹，颜面疱疹，痤疮，猩红热，白喉；扁桃体炎，急慢性咽炎，口腔溃疡，急性乳腺炎，甲状腺炎；胆囊炎，急慢性肝炎；前列腺炎，尿路感染；盆腔炎，子宫内膜炎，宫颈炎；肛窦炎，肛周脓肿；血栓闭塞性脉管炎及静脉炎；结膜炎，细菌性角膜炎，睑腺炎等	《普济方》引《德生堂方》紫花地丁散；《辨证录》五神汤	金银花：6~15g；紫花地丁：15~30g

续表

类	药对	症状	功效	应用	方源	剂量
热毒疮痈/内痈	紫花地丁与半边莲	疮痈疔毒，丹毒，咽喉肿痛，虫蛇咬伤等	清热解毒，凉血消肿	蜂窝织炎，毛囊炎，皮肤脓肿，淋巴结炎，淋巴结结核；糜烂型手足癣，亚急性湿疹，带状疱疹；化脓性扁桃体炎，化脓性中耳炎；急性膀胱尿道炎，前列腺炎，慢性宫颈炎，盆腔炎；链霉素致眩晕，颌下腺癌等	《中医良药良方》半边地丁茶；《中国药典》（2020年版）二丁颗粒	紫花地丁：15~30g；半边莲：9~15g
	野菊花与千里光	热毒脓疮，目赤肿痛，痤疮，皮肤刺痛红肿等	清热解毒	流行性感冒，病毒性肺炎，支气管肺炎，慢性咽炎；泪囊炎，睑缘炎，结膜炎；过敏性皮炎，日光性皮炎，皮肤化脓性感染；顽固性口腔溃疡等	《中医皮肤病学简编》花叶洗剂	野菊花：9~15g；千里光：15~30g
	鱼腥草与马齿苋	热毒痢，脓疱型痤疮，痄腮，咽喉肿痛等	清热解毒	痢疾，肠炎，溃疡性结肠炎；扁桃体炎，口腔溃疡，鼻窦炎；急性淋巴结炎，腮腺炎，病毒性肺炎轻症，支气管炎；阴道炎，宫颈炎，盆腔炎；慢性前列腺炎，腺性膀胱炎；慢性肝炎，急性黄疸性肝炎；痔疮等	《实用验方》煎煮内服或外敷（鲜品加量）	鱼腥草：15~25g；马齿苋：9~15g
	鱼腥草与桔梗	热毒蕴肺之肺痈咳吐脓唾腥臭，肺热咳嗽痰多等	清热解毒，祛痰排脓	肺脓肿，大叶性肺炎，支原体肺炎，病毒性肺炎，慢性支气管炎，支气管哮喘，空洞性肺结核；咽喉炎，扁桃体炎，鼻窦炎，腮腺炎；慢性前列腺炎，慢性宫颈炎等	《食疗本草学》《中国药膳大辞典》桔梗鱼腥草汤	鱼腥草：15~25g；桔梗：3~10g
	败酱草与大血藤	肠痈，肝痈，肺痈等	清热解毒，活血消肿	急慢性阑尾炎，慢性结肠炎，溃疡性结肠炎，直肠癌；急性胰腺炎，肝硬化并发热，肝癌；急慢性盆腔炎，宫颈炎，慢性子宫内膜炎，子宫内膜异位症，卵巢囊肿，输卵管阻塞性不孕症；慢性前列腺炎等	《江苏中医药》红藤败酱散	败酱草：6~15g；大血藤：9~15g

类	药对	症状	功效	应用	方源	剂量
热毒疮痈/内痈	牡丹皮与大黄	瘀热互结之肠痈腹痛；癥积，血滞经闭，痛经，跌打损伤；湿热带下等	清热泻火，活血散结	急慢性阑尾炎，嵌顿性内痔，血栓性外痔；急慢性盆腔炎，子宫内膜炎，宫颈炎，子宫内膜异位症；慢性前列腺炎，慢性肾功能衰竭，肾病综合征；急性胰腺炎，胆道蛔虫症，结石性胆囊炎，慢性肝炎，肝脾肿大；下肢血栓性静脉炎，糖尿病等	《金匮要略》大黄牡丹皮汤	牡丹皮：6~12g；大黄：3~15g
	牡丹皮与赤芍	热毒内蕴之肠痈腹痛，温热病，血滞经闭等	清热消痈，凉血祛瘀	急慢性阑尾炎，细菌性腹膜炎；猩红热，脑膜炎，流行性出血热；盆腔炎，子宫内膜异位症，输卵管阻塞，异常子宫出血；慢性前列腺炎，前列腺增生，尿毒症；肺脓肿，肺结节；痤疮，银屑病，荨麻疹；脑梗死，脑出血；系统性红斑狼疮，过敏性紫癜，弥散性血管内凝血；慢性血吸虫性肝纤维化，病毒性肝炎等	《普济方》牡丹散	牡丹皮：6~12g；赤芍：6~12g
	牡丹皮与桃仁	肠痈腹痛，血滞经闭，痛经，跌打损伤等	清热消痈，活血消肿	单纯性及轻型化脓性阑尾炎，局限性腹膜炎；盆腔炎，卵巢囊肿，输卵管阻塞，乳腺增生；慢性病毒性肝炎，肝硬化；前列腺炎，睾丸炎；糖尿病肾病，肾囊肿，过敏性紫癜肾炎；视网膜静脉阻塞，葡萄膜炎，脑梗死，脑出血；肥厚性喉炎，慢性咽炎；半月板损伤，骨折，变应性血管炎，湿疹瘙痒等	《医学心悟》千金牡丹皮散	牡丹皮：6~12g；桃仁：5~10g

表2-4-3 用于热毒病证(泻痢为主)的药对

类	药对	症状	功效	应用	方源	剂量
热毒泻痢	白头翁与黄连、黄柏	热毒下痢,下痢脓血,里急后重;湿热泻痢等	清热解毒,凉血止痢	细菌性痢疾,阿米巴痢疾,急性胃肠炎,溃疡性结肠炎,克罗恩病;尿路感染,前列腺炎,急性肾盂肾炎,慢性肾炎,肾病;宫颈柱状上皮异位,真菌性阴道炎,外阴炎;肝炎,阿米巴肝脓肿,慢性胆囊炎,胆石症;急性结膜炎,真菌性角膜炎;乳腺炎,荨麻疹,银屑病,手足癣,脓疱疮,带状疱疹等	《伤寒论》白头翁汤	白头翁:9~15g;黄连:2~5g;黄柏:3~12g
	白头翁与蒲公英	热毒下痢,湿热泻痢;瘰疬等	清热解毒,燥湿止痢	细菌性痢疾,急性肠炎,克罗恩病,溃疡性结肠炎,肠易激综合征;真菌性阴道炎,慢性盆腔炎;前列腺增生,肾盂肾炎,尿路感染;乳腺炎;骨髓炎等	《中国药典》(2025年版)白蒲黄片	白头翁:9~15g;蒲公英:10~15g
	白头翁与石榴皮	热毒下痢,手足壮热;水样腹泻等	清热解毒,燥湿止痢	病毒性肠炎,细菌性痢疾,溃疡性结肠炎;盆腔炎,真菌性阴道炎;烧烫伤等	《太平圣惠方》白头翁散	白头翁:9~15g;石榴皮:3~9g
	白头翁与败酱草	热毒泻痢,肠痈腹痛等	清热解毒,燥湿止痢	细菌性痢疾,阿米巴痢疾,慢性肠炎,溃疡性结肠炎,阑尾炎;盆腔炎,宫颈炎,尿路感染,前列腺炎,睾丸炎等	《经验方》治痢疾方	白头翁:9~15g;败酱草:6~15g
	白头翁与马齿苋	热毒血痢,久痢不止	清热解毒,凉血止痢	细菌性痢疾,溃疡性肠炎,慢性结肠炎,克罗恩病,肠易激综合征,急性阑尾炎,直肠炎,结肠癌;肾盂肾炎,膀胱炎,尿道炎等	《吉林医药资料》痢疾茶	白头翁:9~15g;马齿苋:9~15g

续表

类	药对	症状	功效	应用	方源	剂量
热毒泻痢	黄芩与白芍	肠胃湿热毒蕴，下痢口苦；麻疹，咳嗽等	清热解毒，燥湿止痢	急慢性肠炎，细菌性痢疾，溃疡性结肠炎，急慢性结肠炎，慢性胆囊炎，胆石症；食道炎，胆汁反流性胃炎，慢性萎缩性胃炎；急性黄疸性肝炎，慢性乙型肝炎；慢性胰腺炎等	《伤寒论》黄芩汤；《医方简义》黄芩白芍汤	黄芩：3~10g；白芍：6~15g
	苦参与木香	热毒血痢，湿热泻痢等	清热燥湿，行气止痛	急性细菌性痢疾，慢性肠炎，溃疡性结肠炎；前列腺炎，前列腺增生；胆囊炎，肝炎；湿疹等	《奇方类编》香参丸	苦参：4.5~9g；木香：3~6g

表2-5 用于温病营血分证的药对

证	药对	症状	功效	应用	方源	剂量
温病营血分证	生地黄与玄参、麦冬	温病热传营之身热夜甚，谵语心烦，斑疹；温病津伤便秘，中暑，消渴病等	清营解毒，透热养阴	流行性乙型脑炎，流行性出血热，脑膜炎；病毒性肺炎，慢性支气管炎，肺结核，扁桃体炎，咽炎，白喉，口腔溃疡，鼻血；慢性萎缩性胃炎，肠炎；糖尿病肾病，甲状腺功能亢进；红斑狼疮，干燥综合征，白塞综合征；围绝经期综合征，外阴白色病变；肠易激综合征，溃疡性结肠炎便秘型；慢性肝炎，放疗后副作用属阴虚津伤等	《温病条辨》清营汤、增液汤	生地黄：10~15g；玄参：9~15g；麦冬：6~12g
	生地黄与大黄	温病热传营之身热夜甚，谵语心烦，斑疹；热病津伤口渴，便秘，呕吐等	清热凉血，解毒	流行性出血热，流行性脑脊髓膜炎；甲状腺功能亢进，糖尿病；血小板减少性紫癜，出血性脑卒中；早期肝硬化，病毒性肝炎；复发性口	《千金方》大黄生地茶	生地黄：10~15g；大黄：3~15g

证	药对	症状	功效	应用	方源	剂量
温病营血分证				腔溃疡，牙周炎；习惯性便秘，慢性结肠炎便秘；肾炎，肾功能衰竭；脂溢性皮炎等		
	生地黄与牡丹皮	热毒发斑，斑色红如胭脂或紫黑；温病后期骨蒸潮热；月经后期，经闭；麻疹等	清热解毒，活血化斑	流行性斑疹伤寒，病毒性脑炎；糖尿病，肾病综合征；原发性血小板减少症，过敏性紫癜，白血病；红斑狼疮，白塞综合征；肝硬化，脂肪肝，子宫肌瘤，多囊卵巢综合征；血管性痴呆，抑郁症，脑出血后水肿；湿疹，银屑病，痤疮；视网膜静脉阻塞，黄斑变性等	《千金方》犀角地黄汤；《古今医彻》生地丹皮汤	生地黄：10~15g；牡丹皮：6~12g
	紫草与板蓝根	小儿斑疹紫暗，温病斑疹色紫；麻疹，痄腮等	清热解毒，凉血消斑	流行性感冒，猩红热，急性扁桃体炎，流行性腮腺炎；病毒性肺炎，肺脓肿；过敏性紫癜，原发性血小板减少性紫癜，白血病；急性黄疸性肝炎，急性胆囊炎；传染性软疣，扁平疣，红斑类皮肤病等	《圣济总录》败毒汤	紫草：5~10g；板蓝根：9~15g
	紫草与连翘	热毒痘疹，咽喉肿痛；血热迫血妄行出血，血淋等	清热解毒，利咽透疹	流行性感冒，猩红热，扁桃体炎；病毒性肺炎，肺脓肿；过敏性紫癜，血小板减少性紫癜；口腔溃疡，复发性口唇疱疹；红斑狼疮，带状疱疹，单纯疱疹，流行性腮腺炎；湿疹，荨麻疹等	《张氏医通》紫草消毒饮	紫草：5~10g；连翘：6~15g

续表

证	药对	症状	功效	应用	方源	剂量
温病营血分证	紫草与生地黄	温病神昏，斑疹，吐血、衄血等	清热凉血	猩红热，流行性斑疹伤寒；过敏性紫癜，血小板减少性紫癜，急性白血病；糖尿病，脉管炎，干燥综合征，系统性红斑狼疮；脂溢性皮炎，银屑病等	《方氏脉症正宗》紫草生地茶；《喉科家训》解毒提癍汤	紫草：5~10g；生地黄：10~15g
	青黛与石膏	热郁阳明发斑，斑色紫暗；丹毒，痄腮；烫伤等	清热泻火，凉血解毒	猩红热，急性扁桃体炎，咽炎；牙周炎，复发性口疮，口腔溃疡；2 型糖尿病，干燥综合征，口舌溃疡疼痛；日光性皮炎，油漆皮炎，阴囊湿疹；流行性腮腺炎，带状疱疹等	《青囊秘传》解毒丹；《重订通俗伤寒论》青黛石膏汤	青黛：1~3g；石膏：15~60g

表2-6 用于疟疾寒热的药对

证	药对	症状	功效	应用	方源	剂量
疟疾寒热	青蒿与槟榔	疟疾寒热，痞积发热；疥疮	截疟	恶性疟疾，蛔虫病；鸡绦虫病；病毒性感冒；足癣，败血症等	《卫生鸿宝》青蒿截疟丸	青蒿：6~12g；槟榔：3~10g
	青蒿与常山	疟疾寒热，痰饮等	截疟	心律失常，早搏；家禽多种肠道寄生虫病，畜牧行业用于混合感染发热等	《圣济总录》青蒿汤	青蒿：6~12g；常山：5~9g
	常山与槟榔	疟疾寒热，痰饮痞满等	截疟祛痰	流行性感冒，艾滋病；用于防治兔球虫等	《太平惠民和剂局方》胜金丸	常山：5~9g；槟榔：3~10g
	常山与草果	痰饮痞满，瘟疫发热等	截疟祛痰	流行性感冒，阿米巴痢疾等	《症因脉治》常山草果饮	常山：5~9g；草果：3~6g
	草果与知母	疟疾寒热，邪渐入阴等	清热燥湿	流行性感冒，病毒性肺炎；癫痫，血管性痴呆；慢性肾衰，慢性肾病综合征等	《温病条辨》草果知母汤	草果：3~6g；知母：6~12g

表 2-7 用于里虚热证(阴虚内热证)的药对

证	药对	症状	功效	应用	方源	剂量
阴虚内热证	青蒿与鳖甲	温病后期,余热残留,夜热早凉,热退无汗等	清退虚热,滋阴	慢性疾病,白血病及其他肿瘤,术后,慢性消耗性疾病以及急性血吸虫病发热;亚急性甲状腺炎,糖尿病;肺结核,慢性支气管炎,支气管扩张;病毒性心肌炎,亚急性感染性心内膜炎,肺源性心脏病;肝硬化,肝炎后综合征;神经衰弱,围绝经期综合征;干燥综合征,系统性红斑狼疮;肾盂肾炎,慢性肾衰;荨麻疹,结节性痒疹,痤疮;颈源性眩晕等	《温病条辨》青蒿鳖甲汤	青蒿:6~12g;鳖甲:9~24g
	青蒿与柴胡	小儿盗汗,不思饮食;手脚心热,咽干虚渴等	清退虚热	感冒发热,疟疾寒热,粒细胞减少发热,不明原因发热;扁桃体炎,支气管炎,肺结核,肺炎;慢性胆囊炎,胆石症;围绝经期综合征,辅助用于甲状腺功能亢进,红斑狼疮等	《圣济总录》青蒿饮	青蒿:6~12g;柴胡:3~10g
	青蒿与地骨皮	阴虚骨蒸潮热,盗汗,虚劳潮热,小儿低热不退等	清热凉血,除骨蒸	亚急性甲状腺炎,甲状腺功能亢进;肺结核,结核性胸膜炎;系统性红斑狼疮,干燥综合征;艾滋病低热,慢性消耗性疾病发热,不明原因长期低热;功能失调性子宫出血,围绝经期综合征;糖尿病脑病等	《证治准绳》清骨散	青蒿:6~12g;地骨皮:9~15g
	地骨皮与鳖甲	虚劳骨蒸潮热,面赤烦躁,肢体疼痛等	清热滋阴,除骨蒸	肺结核,骨结核,慢性消耗性疾病发热;甲状腺功能亢进,甲状腺结节;围绝经期综合征,功能失调性子宫出血;干燥综合征,系统性红斑狼疮;糖尿病,周围神经病变;贫血等	《普济方》地骨皮散	地骨皮:9~15g;鳖甲:9~24g

续表

证	药对	症状	功效	应用	方源	剂量
阴虚内热证	地骨皮与白薇	阴虚盗汗，低热不退；疳积发热，体虚低热等	清退虚热	肺结核，结核性胸膜炎，术后肺感染发热，不明原因发热；甲状腺功能亢进，干燥综合征，系统性红斑狼疮；经期瘾疹，围绝经期潮热；白发等	《外台秘要》白薇十味丸	地骨皮：9~15g；白薇：5~10g
	地骨皮与知母	阴虚燥热，口渴多食多汗；小儿疳积等	清热滋阴润燥	肺结核，支气管炎，支气管扩张，肺炎；糖尿病，甲状腺功能亢进，干燥综合征，围绝经期综合征，过敏性皮炎，湿疹；皮肌炎，红斑狼疮；夏季发热等	《圣济总录》地骨皮汤	地骨皮：9~15g；知母：6~12g
	地骨皮与牡丹皮	阴虚发热，血热经多、先期；血热多部位出血等	清热凉血，养阴除蒸	不明原因低热，过敏性紫癜；肺结核，支气管扩张；慢性肝炎，胆囊炎；功能失调性子宫出血，围绝经期综合征；糖尿病，甲状腺功能亢进；干燥综合征，红斑狼疮，过敏性皮炎，丘疹性荨麻疹，血管神经性水肿，激素依赖性皮炎等属阴虚火旺者	《傅青主女科》清经散	地骨皮：9~15g；牡丹皮：6~12g
	银柴胡与鳖甲	虚劳发热，骨蒸潮热，低热不退，形体枯瘦等	清热滋阴，除骨蒸	甲状腺功能亢进，亚急性甲状腺炎；肺结核，肾结核，骨关节结核；红斑狼疮，干燥综合征；慢性肝炎，肝脾肿大；围绝经期综合征等	《温证指归》银甲散	银柴胡：3~10g；鳖甲：9~24g
	银柴胡与胡黄连	虚劳发热，骨蒸潮热，低热不退等	清虚热，除骨蒸	肺结核，骨关节结核，创伤性发热；红斑狼疮，围绝经期综合征；糖尿病，胆囊炎，荨麻疹，皮肤瘙痒，手足皲裂等	《证治准绳》清骨散	银柴胡：3~10g；胡黄连：3~10g

证	药对	症状	功效	应用	方源	剂量
阴虚内热证	知母与黄芪	阴虚燥热，口渴引饮，饮水不解，小便频多；消渴病等	清热滋阴，益气生津	肺结核，间质性肺炎，哮喘；慢性鼻窦炎，鼻咽癌；癌症放疗后，甲状腺功能亢进，小儿夏季发热；糖尿病，干燥综合征，痛风，肾性高血压，肾病综合征，尿崩症口渴，慢性尿路感染，尿路结石，前列腺炎，围绝经期综合征，抑郁症，内分泌失调致黄褐斑，乳腺增生；心脏神经症，慢性心力衰竭，扩张型心肌病；强直性脊柱炎，类风湿关节炎，颈椎病；病毒性肝炎，胆结石；老年血管性痴呆，慢性脑供血不足；口腔溃疡，口腔咽部疱疹；痤疮，过敏性紫癜；艾滋病等	《医学衷中参西录》玉液汤	知母：6~12g；黄芪：9~30g
	生地黄与黄芩	产后血亏阴虚，风邪入里化热，四肢烦热等	清热凉血，养阴	肺结核，支气管扩张；甲状腺功能亢进，甲状腺结节，糖尿病；病毒性肝炎，肝硬化；干燥综合征，系统性红斑狼疮；围绝经期综合征，青春期的功能性子宫出血；口腔溃疡，口唇单纯疱疹；睑缘炎，眼底出血；直肠癌等	《千金方》三物黄芩汤	生地黄：10~15g；黄芩：3~10g
	芦根与白茅根	胃阴虚之消渴，胃热津伤，肺热咳嗽，小便不利等	清热养阴，生津止渴	感冒发热，不明原因发热；麻疹，流行性出血热；糖尿病，甲状腺功能亢进；支气管肺炎，大叶性肺炎，病毒性肺炎；急性肾炎，尿路感染；红斑狼疮蛋白尿，白塞综合征；鼻出血等	《千金方》二根茶	芦根：15~30g；白茅根：9~30g

第三章 里实积滞证

一、基本概念

里实积滞证,系指由热邪与燥屎、湿热、饮食、寄生虫等实邪积滞于胃肠或小肠,导致腑气不通所致,以便秘、脘腹胀满、腹痛等为主要特征的一类证候。

二、证型分类

依据邪气及积滞部位不同,证型各异。常见证型分类及辨证要点,如表 3-1 所示。

表 3-1　里实积滞证的分类及辨证要点

类型		辨证要点
里实积滞证	**胃肠积滞**	积滞便秘:指排便频率减少,粪便量少且干结,伴有腹胀疼痛等症
		肠道湿热证:指由于湿热侵犯肠道,传导失职,以泄泻下痢为主的证候,亦称大肠湿热证,见腹痛,下痢脓血,里急后重,或暴注下泻,色黄而秽臭,肛门灼热,身热口渴,小便短黄,舌红,苔黄腻,脉滑数等
	饮食积滞	因暴饮暴食,或过食肥甘厚腻或辛辣,蕴蓄胃肠,或食生冷,寒湿内停,中阳受损,腑气通降不利而发生腹痛,脘腹胀满,疼痛拒按,嗳腐吞酸,厌食呕恶,痛而欲泻,泻后痛减,或大便秘结,舌苔厚腻,脉滑等
	虫积	因肠道寄生虫引起的,以饮食异常,脐腹疼痛,面黄肌瘦,面有虫斑为主要表现的常见病证。常见于小儿疳积、虚劳、厥证等病证
组方选药及其药理作用	**选药**	针对引起里实积滞诸证的因素,分别选择泻下药(攻下药、润下药),消食药,驱虫药为主组方,并常与行气药配伍
	药理作用	依据里实积滞证的辨证要点,药物通过泻下、抗炎、解热、增强消化功能、促进胃肠运动、利尿等作用可缓解症状;抗病原微生物、麻痹肠道寄生虫、调整肠道菌群、调节免疫功能等作用可对因治疗

三、常用药对

主治里实积滞证的配伍药对，如表3-2用于胃肠积滞便秘及湿热泻痢之证的药对、表3-3用于饮食积滞证的药对、表3-4用于虫积之证的药对所示。

表3-2　用于胃肠积滞便秘及湿热泻痢之证的药对

证	药对	症状	功效	应用	方源	剂量
胃肠积滞便秘及湿热泻痢	大黄与芒硝	阳明腑实证，大便不通，频转矢气，脘腹痞满，腹痛拒按，谵语潮热，发狂等	峻下热结	急性胆囊炎，肝炎，胆石症，急性胰腺炎；急性肠痉挛、肠胀气，急性单纯性肠梗阻，中毒性肠麻痹，急性腹膜炎，急性阑尾炎；慢性盆腔炎，盆腔血肿，子宫肌瘤，卵巢囊肿，前庭大腺炎，异位妊娠；腹部手术切口愈合不良，急性乳腺炎，湿疹，痔疮；外感高热不退，流行性出血热；急慢性肾衰竭，肾盂肾炎等	《伤寒论》大承气汤、大黄芒硝散	大黄：3~15g；芒硝：6~12g
	大黄与甘草	胃肠积热，食已即吐，吐势急迫，大便秘结，苔黄等	通腑泄热	慢性胃炎，呃逆，胃食管反流病，应激性胃溃疡；急性小肠炎，细菌性痢疾，术后肠麻痹，肠粘连，脓毒血症肠功能障碍，急慢性阑尾炎；急性胰腺炎，慢性重症肝炎，新生儿高胆红素血症，慢性胆囊炎，胆石症；慢性肾炎，肾病综合征；红斑狼疮，糖尿病性胃轻瘫，糖尿病视网膜病变；急性喉炎，鼻出血，牙龈炎，急性中耳炎；足癣，寻常性鱼鳞病；白血病发热等	《金匮要略》大黄甘草汤	大黄：3~15g；甘草：2~10g

续表

证	药对	症状	功效	应用	方源	剂量
胃肠积滞便秘及湿热泻痢	大黄与厚朴	阳明腑实证，谵语潮热，大便秘结，胸腹痞满等	轻下热结，行气消积	急慢性支气管炎，支气管哮喘，胸膜炎，肺脓肿；急性肠炎，痢疾，肠功能紊乱，机械性肠梗阻，肠麻痹，慢性结肠炎，慢性阑尾炎；急性胆囊炎，肝硬化，慢性肝炎；急慢性胰腺炎，糖尿病性胃轻瘫；心包炎，心肌梗死并发腹胀；痤疮等	《伤寒论》小承气汤	大黄：3~15g；厚朴：3~10g
	大黄与牵牛子	大便秘结，实肿胀满，二便不利，肺热喘满等	泻下攻积	肝硬化腹水，急性胆囊炎；慢性肾小球肾炎性水肿，肾病综合征；溃疡性结肠炎，痢疾，肠粘连，小儿因食积引起的肠梗阻；血吸虫病，蛔虫病；小儿肺炎等	《素问病机气宜保命集》大黄牵牛散	大黄：3~15g；牵牛子：3~6g，入丸散，1.5~3g
	大黄与附子	寒积腹痛便秘，或胁下偏痛发热，手足不温等	温里散寒，通便止痛	急慢性胰腺炎，慢性胆囊炎，胆石症；十二指肠球部溃疡，慢性溃疡性结肠炎，腹型癫痫，阑尾炎，粘连性肠梗阻；过敏性皮炎，顽固性湿疹，带状疱疹；附睾结核，泌尿系结石，慢性肾功能衰竭；化脓性扁桃体炎，脓毒症肺损伤；慢性肺源性心脏病，慢性心力衰竭；痛风性关节炎，坐骨神经痛，神经性头痛，梅尼埃病，过敏性紫癜等	《金匮要略》大黄附子汤	大黄：3~15g；附子：3~15g
	大黄与甘遂	水瘀互结，经闭少腹满痛，下肢肿，结胸；臌胀，癃闭等	活血泻下逐水	结核性胸膜炎，胸腔积液；慢性结肠炎，结核性腹膜炎；脂肪增多症，肝硬化腹水；精神分裂症，癫痫；前列腺增生尿潴留，淋病，附睾淤积症；辅助用于重症急性胰腺炎等	《金匮要略》大黄甘遂汤	大黄：3~15g；甘遂：入丸散每次0.5~1.5g

证	药对	症状	功效	应用	方源	剂量
胃肠积滞便秘及湿热泻痢	大黄与黄连	痢疾里热盛，上冲心作呕，不能进食；心下痞，按之濡等	泻热燥湿	反流性食管炎，胆汁反流性胃炎，胃溃疡，慢性胆囊炎，胆石症；细菌性痢疾，肠梗阻，溃疡性结肠炎；糖尿病肾病，慢性肾炎；口腔溃疡；烫伤，湿疹；原发性高血压，高脂血症；肺炎，急性支气管炎，肺性脑病，精神分裂症，癫痫等	《医宗金鉴》大黄黄连汤	大黄：3~15g；黄连：2~5g
	大黄与木香	腹痛下痢，里急后重，气滞便秘腹胀；癫狂等	通腑泄热，行气导滞	慢性胃炎，糖尿病性胃轻瘫；急慢性胰腺炎；胆绞痛，慢性胆囊炎，胆石症，慢性肝炎；细菌性痢疾，肠梗阻，溃疡性结肠炎，慢性结肠炎，急慢性阑尾炎；慢性盆腔炎，宫外孕术后等	《医理真传》大黄木香汤；《世医得效方》六磨汤	大黄：3~15g；木香：3~6g
肠燥便秘	火麻仁与郁李仁	大便燥结，便秘腹胀；小儿厌食等	润肠通便	习惯性便秘，溃疡性结肠炎，麻痹性肠梗阻，腹部术后肠粘连；痔疮，肛裂；消化不良等	《全国中药成药处方集》五仁润肠丸	火麻仁：10~15g；郁李仁：6~10g
	火麻仁与紫苏子	产后、年老、体虚血虚津亏便秘等	润肠通便	习惯性便秘，术后便秘，糖尿病便秘，便秘型肠易激综合征；神经衰弱等	《普济本事方》麻子苏子粥	火麻仁：10~15g；紫苏子：3~10g
	当归与肉苁蓉	肾虚便秘，小便清长，腰膝酸冷；肾阳虚早泄，不孕等	温肾益精，润肠通便	习惯性便秘，糖尿病便秘；功能失调性子宫出血，多囊卵巢综合征，卵巢早衰，黄体功能不足性不孕，子宫内膜异位症；性功能障碍，少弱精子症不育；干燥综合征，硬皮病，糖尿病等	《医宗金鉴》济川煎	当归：6~12g；肉苁蓉：6~10g

表3-3　用于饮食积滞证的药对

证	药对	症状	功效	应用	方源	剂量
饮食积滞证	山楂与麦芽	小儿伤食，厌食，腹胀腹痛；心脉瘀阻等	消食化积	慢性胃炎，功能性消化不良，厌食症，消化性溃疡；慢性胆囊炎，胆石症，急慢性肝炎；辅助用于原发性高血压，高脂血症，冠心病，动脉粥样硬化，肥胖等	《中国药膳学》山楂麦芽饮	山楂：9~12g；麦芽：10~15g
	山楂与鸡内金	脾胃虚弱，食积不消，小儿厌食，小儿疳积，经闭等	健胃消食	慢性萎缩性胃炎，功能性消化不良，糖尿病性胃轻瘫，小儿腹泻；慢性胆囊炎，胆石症，急慢性肝炎；高脂血症，动脉粥样硬化，冠心病；子宫腺肌病，子宫肌瘤，继发性闭经等	《中国民族医药杂志》山楂内金胶囊	山楂：9~12g；鸡内金：3~10g
	山楂与神曲	食积腹胀疼痛，嗳腐吞酸；小儿伤食等	消食化积	消化不良，慢性胃炎；慢性胆囊炎，慢性胰腺炎；急慢性肠炎，慢性结肠炎；肥胖等	《丹溪心法》楂术茶	山楂：9~12g；神曲：6~15g
	麦芽与鸡内金	食积不化，脘腹胀满，食积腹泻等	消食健脾，消积化滞	消化不良，慢性胃炎，胃及十二指肠溃疡；肝炎，肝硬化，胆囊炎，胆石症等	《肝胆病药膳疗法》麦芽鸡金粥	麦芽：10~15g；鸡内金：3~10g
	麦芽与神曲	消化不良，饱闷腹胀等	消食化积和中	消化不良，慢性胃炎，十二指肠球部溃疡，慢性肠炎；慢性胆囊炎，慢性肝炎，肝硬化等	《本草纲目》麦神茶	麦芽：10~15g；神曲：6~15g
	神曲与香附	饮食不化，胸膈痞闷，脘腹胀痛，吞酸呕吐等	消食化积，行气解郁	胆汁反流性胃炎，胃及十二指肠溃疡；胆囊炎，急慢性肝炎，脂肪肝；肠胃炎，慢性结肠炎，肠易激综合征；焦虑症，抑郁症；慢性咽炎等	《丹溪心法》越鞠丸	神曲：6~15g；香附：6~10g

证	药对	症状	功效	应用	方源	剂量
饮食积滞证	神曲与苍术	宿食,停饮,脘痛吞酸,嘈杂嗳腐等	消食化积,行气除胀	消化不良,胆汁反流性胃炎,急性胃肠炎;胆囊炎,脂肪肝,肝硬化;痰湿不孕,肥胖症等	《三因极一病证方论》曲术丸	神曲:6~15g;苍术:3~9g
	莱菔子与陈皮	食滞胃脘胀满,甚或疼痛,胸闷不舒,厌食拒按等	消食行气导滞	消化不良,慢性胃炎,糖尿病性胃轻瘫;慢性胆囊炎,胆石症;脂肪肝,慢性肝炎;急慢性胰腺炎;高脂血症,肥胖等	《丹溪心法》大安丸;民间做莱菔子陈皮粥	莱菔子:5~12g;陈皮:3~10g
	谷芽与白术	脾虚食滞,纳差,厌食等	消食健脾和胃	消化不良,慢性胃炎,糖尿病性胃轻瘫;胆囊炎,胆石症;高脂血症,脾虚型脂肪肝;急慢性胰腺炎;慢性结肠炎等	《普济方》谷神汤	谷芽:9~15g;白术:6~12g
	枳实与白术	脾胃虚弱,食少不化,脘腹痞满;胃下垂,子宫下垂,脱肛等脏器下垂	益气健脾,行气消积	慢性萎缩性胃炎,胃神经症,胃扩张,胃潴留,功能性消化不良,反流性食管炎;肝炎、肝硬化;慢性痢疾,慢性结肠炎,不完全性肠梗阻,慢传输型便秘,肠易激综合征;冠心病,窦性心动过缓;慢性支气管炎等	《内外伤辨惑论》枳术丸	枳实:3~10g;白术:6~12g
	枳实与半夏	内伤饮食,脘腹胀痛,恶心呕吐;胸痹等	行气消积	消化不良,慢性胃炎,胃溃疡及十二指肠溃疡,胃肠功能紊乱;胆囊炎,胆石症;冠心病稳定型心绞痛,高脂血症,缺血性脑卒中;支气管炎,支气管哮喘,慢性阻塞性肺疾病,肺炎,胸膜炎等	《证治准绳·类方》枳实半夏汤	枳实:3~10g;半夏:3~9g

表3-4　用于虫积之证的药对

证	药对	病证要点	功效	应用	方源	剂量
虫积之证	使君子与榧子	肠道寄生虫病所致腹痛等	杀虫消积	蛔虫病，钩虫病，蛲虫病，丝虫病；消化不良，胆道蛔虫症等	《中国药膳大辞典》榧子蒜片汤	使君子：9~12g；榧子：9~15g
	使君子与槟榔	虫积腹痛，小儿疳积	杀虫消积	蛔虫病，姜片虫病，绦虫病，钩虫病，蛲虫病，胆道蛔虫症，肝吸虫病等	《证治准绳》使君子丸	使君子：9~12g；槟榔：驱虫30~60g
	苦楝皮与苦参	蛲虫肛门瘙痒；阴痒等	杀虫止痒	肠道滴虫病，滴虫性阴道炎，真菌性阴道炎；顽癣，疥疮，肛周湿疹等；制成蜜丸纳腔道	《药物图考》苦楝杀虫丸	苦楝皮：3~6g；苦参：4.5~9g
	苦楝皮与花椒	虫积腹痛，疥疮等	杀虫驱蛔	蛔虫病，钩虫病，蛲虫病，胆道蛔虫症，不完全性蛔虫性肠梗阻；牛皮癣，金钱癣，股癣，湿疹，皮炎；滴虫性阴道炎，外阴瘙痒等	《痘疹会通》化虫丸	苦楝皮：3~6g；花椒：3~6g
	槟榔与南瓜子	多种肠道寄生虫病，腹痛，便秘等	杀虫缓泻	绦虫病，蛔虫病，姜片虫病，蛲虫病，钩虫病，血吸虫病等	《中医方剂临床手册》驱绦汤	槟榔：驱虫30~60g；南瓜子：60~120g
	槟榔与牵牛子	多种肠道寄生虫病，虫积腹痛，便秘等实证	杀虫去积	蛔虫病，绦虫病，钩虫病，囊虫病；消化不良，胃炎，急性胆囊炎，蛔虫性肠梗阻，细菌性痢疾；腰椎突出坐骨神经痛等	《中国药典》（2025年版）槟榔四消丸	槟榔：驱虫30~60g；牵牛子：3~6g
	槟榔与芜荑	多种寄生虫积滞腹痛，食积腹泻等	杀虫消积	蛔虫病，蛲虫病，钩虫病，绦虫病；胆道蛔虫症，蛔虫性肠梗阻；滴虫性阴道炎等	《圣济总录》化虫丸	槟榔：驱虫30~60g；芜荑：3~10g
	雷丸与榧子	多种寄生虫积滞腹痛，小儿疳积等	杀虫消积	钩虫病，蛔虫病，绦虫病，囊虫病；虫积消化不良，胆道蛔虫症；滴虫性阴道炎等	《杨氏家藏方》雷丸散	雷丸：15~21g；榧子：9~15g

第四章 里寒证

一、基本概念

里寒证是指寒邪直中脏腑经络、阴寒内盛或阳气虚衰所表现的证候。多由寒邪直中脏腑,或寒邪由表传里,或脏腑阳气不足,阴寒内生,以形寒肢冷,面色苍白,口淡不渴,喜热饮,小便清长,大便溏泻,舌淡苔白润,脉沉迟等为特征的一类证候。

二、证型分类

因受寒或阳虚脏腑部位及程度不同,临床表现证型各异。分类及辨证要点如表 4-1 所示。

表 4-1　里寒证的分类及辨证要点

类型		辨证要点
寒滞胃脘证	畏寒肢冷疼痛,苔白	胃寒证(脾胃阳虚):胃脘冷痛,喜温,呕吐清水,泄泻,脉弦紧
寒凝心脉证		心胸闷痛,遇冷痛增,得温痛减,脉沉迟紧
寒凝肝脉证		少腹冷痛,寒疝腹痛或厥阴头痛,呕吐清水,脉弦紧
寒饮伏肺证		咳喘痰鸣、痰白清稀、苔白滑
寒凝经脉证		肢体拘急或麻木,肤色紫暗或苍白,脉弦紧
阳虚诸证	肾阳虚证	阳痿宫冷、腰膝冷痛、夜尿频多、滑精遗尿等
	心阳虚证	心悸怔忡、畏寒肢冷、小便不利、肢体浮肿等
	亡阳证	畏寒蜷卧、汗出神疲、四肢厥逆、脉微欲绝等
组方选药及其药理作用	选药	辨清受寒或阳虚生寒之证,常以温里药为主,酌情配伍补阳药组方
	药理作用	依据里寒证辨证要点,药物通过影响心血管系统功能(强心、扩张血管、改善循环、抗休克、抗心力衰竭、抗心肌缺血),影响消化系统功能(调节胃肠运动、增强消化功能、抗溃疡、镇吐),兴奋下丘脑 - 垂体内分泌系统、促进能量代谢、影响物质代谢等作用缓解症状

三、常用药对

主治里寒证（多见寒凝气滞及脾胃心肾阳虚证）的常用药对，如表4-2所示。

表4-2　用于里寒证的药对

证	药对	症状	功效	应用	方源	剂量
寒凝气滞证／脾胃虚寒证	丁香与肉桂	胃脘冷痛，腹痛腹泻，痹痛，跌打损伤等	温中散寒止痛	消化不良，慢性胃炎，胆汁反流性胃炎，胃及十二指肠溃疡，肠易激综合征；小儿肠麻痹、慢性乙型肝炎（脐疗法）；肾炎，肾积水，前列腺炎，小儿遗尿，腹股沟疝；糖尿病，肥胖症；腱鞘炎，颈椎病等	《外科传薪集》丁桂散（制膏外用）	丁香：1~3g；肉桂：1~5g
	丁香与沉香	胸膈痞闷，呕逆恶心，腹胁胀满等	温中散寒止痛	顽固性呃逆，消化不良，慢性胃炎，消化性溃疡，胃肠功能紊乱，肠易激综合征，慢性结肠炎；冠心病，心绞痛；焦虑症，抑郁症；子宫内膜异位症，慢性盆腔炎；急慢性支气管炎等	《杨氏家藏方》丁沉丸	丁香：1~3g；沉香：1~5g
	丁香与吴茱萸	胃寒呕吐，小儿腹泻，腹痛肠鸣等可制散外敷	温胃散寒止呕	顽固性呃逆，慢性胃炎，胆汁反流性胃炎；肠易激综合征，慢性结肠炎，溃疡性结肠炎，小儿秋季腹泻，脓毒症胃肠功能障碍；慢性胆囊炎等	《太平圣惠方》吴茱萸散	丁香：1~3g；吴茱萸：2~5g
	丁香与高良姜	寒积冷痛，胃寒呕吐清水，呃逆等	温中散寒，降逆止呕	消化不良，顽固性呃逆，胃动力障碍，胆汁反流性胃炎，慢性浅表性胃炎，糖尿病性胃轻瘫，消化性溃疡，慢性结肠炎；脱发等	《杨氏家藏方》良姜散	丁香：1~3g；高良姜：3~6g
	吴茱萸与生姜	胃寒呕吐，吐涎沫，头痛等	温胃散寒，降逆止呕	功能性消化不良，慢性胃炎，反流性食管炎，结肠炎；慢性胆囊炎，慢性胰腺炎；心绞痛，	《伤寒论》吴茱萸汤	吴茱萸：2~5g；生姜：3~10g

续表

证	药对	症状	功效	应用	方源	剂量
				原发性高血压；神经性呕吐，梅尼埃病，脑供血不足眩晕；子宫内膜异位症，子宫肌瘤；附睾肿大，前列腺炎等		
	吴茱萸与干姜	阴寒内盛，腹满胀痛，饮食无味；经寒痛经等	温中散寒止痛	急慢性胃炎，糖尿病性胃轻瘫；神经性呕吐，术后呕吐清水；慢性胰腺炎，慢性胆囊炎；肠易激综合征，慢性结肠炎；高脂血症，冠心病，心动过缓；多囊卵巢综合征，子宫肌瘤，子宫腺肌病；神经性头痛等	《外台秘要》干姜茱萸汤	吴茱萸：2~5g；干姜：3~10g
寒凝气滞证／脾胃虚寒证	干姜与高良姜	脾胃受寒或虚寒，脘腹冷痛，吐泻等	温中散寒止痛	急慢性胃肠炎，胃肠道痉挛，顽固性呃逆；慢性肠炎，慢性腹泻；冠心病，高脂血症；风湿性关节炎等属寒证	《太平惠民和剂局方》二姜丸	干姜：3~10g；高良姜：6~12g
	干姜与白术	脾胃虚寒，脘腹冷痛，肢冷便溏；阳虚水肿，腰痛等	温脾散寒，止泻止痛	消化不良，慢性胃炎，胃及十二指肠溃疡；慢性腹泻，慢性结肠炎；冠心病，缓慢型心律失常；慢性肾炎性水肿，心源性水肿，肝硬化腹水；急慢性支气管炎，支气管哮喘；男性少精不育，前列腺炎；风湿性关节炎等	《金匮要略》甘草干姜茯苓白术汤	干姜：3~10g；白术：3~6g
	干姜与花椒	脾胃虚寒，脘腹冷痛，呕吐呃逆；冻疮，脾肾阳虚等	温胃散寒，温中止痛	慢性胃炎反复发作，慢性虚寒性痢疾，慢性非特异性溃疡性结肠炎，肠易激综合征；蛔虫病，胆道蛔虫症，胆囊炎，胆石症；慢性荨麻疹，银屑病，手足皲裂；腰椎间盘突出，坐骨神经痛等	《千家食疗妙方》干姜花椒粥	干姜：3~10g；花椒：3~6g

续表

证	药对	症状	功效	应用	方源	剂量
寒凝气滞证／脾胃虚寒证	干姜与甘草	脾胃阳虚，手足不温，口不渴，烦躁吐逆；肺虚寒喘咳；肾虚尿频等	温阳通脉，温肺止咳	慢性胃炎，消化性溃疡，慢性结肠炎；慢性咽炎，变应性鼻炎，慢性支气管炎，季节性哮喘，间质性肺炎，慢性阻塞性肺疾病；缓慢型心律失常，病毒性心肌炎；阳虚型前列腺增生，糖尿病肾病，子宫内膜异位症，子宫肌瘤；坐骨神经痛，寒邪关节痛等	《伤寒论》甘草干姜汤	干姜：3~10g；甘草：2~10g
	沉香与乌药	受寒心胃刺痛，胸脘胀痛，呕哕不止，不思饮食；喘逆气急等	散寒止痛，行气降逆	顽固性呃逆，慢性萎缩性胃炎，胆汁反流性胃炎，胃及十二指肠溃疡，胃神经症；胆囊炎，胰腺炎；肠易激综合征，结肠炎，术后炎性肠梗阻；喘息性支气管炎，支气管哮喘；慢性前列腺炎，前列腺增生；乳腺增生，子宫肌瘤；冠心病心绞痛等	《症因脉治》四磨汤	沉香：1~5g；乌药：6~10g
	肉桂与乌药	寒凝肝脉睾丸冷痛，小腹疼痛；受寒腹痛等	温里散寒止痛	子宫内膜异位症，子宫肌瘤，卵巢囊肿，慢性盆腔炎；腹股沟疝，急慢性睾丸炎、附睾炎，精索静脉曲张，慢性前列腺炎，前列腺增生尿潴留；慢性阑尾炎，慢性结肠炎；缓慢型心律失常，不稳定型心绞痛等	《景岳全书》暖肝煎	肉桂：1~5g；乌药：6~10g
	肉桂与吴茱萸	寒凝肝经之经行腹痛，月经不调，宫寒不孕，寒疝；脾胃受寒腹痛等	温经散寒止痛	子宫内膜异位症，子宫腺肌病，卵巢囊肿，慢性盆腔炎；腹股沟疝，睾丸鞘膜积液，前列腺炎；慢性胃炎，慢性萎缩性胃炎，胆汁反流性胃炎；慢性胆囊炎，慢性胰腺炎，慢性结肠炎；冠心病，心绞痛等属于阳虚寒凝证	《医宗金鉴》吴茱萸汤	肉桂：1~5g；吴茱萸：2~5g

续表

证	药对	症状	功效	应用	方源	剂量
寒凝气滞证／脾胃虚寒证	肉桂与干姜	脾阳虚腹痛泄泻，手足不温；胃寒呕吐，寒疝，血寒痛经等	温中散寒止痛	脾肾阳虚之慢性萎缩性胃炎，消化不良；慢性胆囊炎，慢性结肠炎；冠心病，心绞痛，窦房结功能低下，心力衰竭；腹股沟疝，睾丸鞘膜积液，慢性前列腺炎；子宫肌瘤，子宫腺肌病，子宫内膜异位症，多囊卵巢综合征，卵巢早衰，卵巢囊肿，慢性盆腔炎；腰椎间盘突出症，坐骨神经痛等	《吴佩衡医案》大回阳饮	肉桂：1~5g；干姜：3~10g
	荔枝核与小茴香	疝气腹痛，睾丸肿大，痛经，带下病等属寒证	温经散寒，行气止痛	慢性盆腔炎，子宫内膜异位症，子宫肌瘤，子宫腺肌病，卵巢囊肿，腹股沟疝，睾丸鞘膜积液，慢性前列腺炎；慢性胃炎，肠易激综合征；肝硬化，肝脾肿大等	《仙拈集》二妙散，寒痛散	荔枝核：5~10g；小茴香：3~6g
	荔枝核与青皮	寒凝气滞之疝气痛，睾丸肿痛；胃脘痛等	散寒行气止痛	腹股沟疝，睾丸鞘膜积液，睾丸炎；肝脾肿大，肝硬化；子宫肌瘤，慢性盆腔炎，乳腺小叶增生；慢性胃炎等	《仙拈集》清香散	荔枝核：5~10g；青皮：3~10g
	荔枝核与木香	寒凝气滞之心腹胃脘久痛等	温中行气止痛	腹股沟疝，睾丸炎；慢性盆腔炎，子宫腺肌病，乳腺小叶增生；慢性萎缩性胃炎，消化性溃疡；胆囊炎，慢性结肠炎；肾结石等	《景岳全书》荔香散	荔枝核：5~10g；木香：3~6g
	桂枝与枳实	寒凝心下，痞闷而痛，呕逆，苔白，脉弦等	温阳化气，降逆止呕	急慢性胃炎，胆囊炎，慢性胰腺炎；冠心病，心绞痛，风湿性心脏病，慢性肺源性心脏病；高脂血症；支气管哮喘，结核性胸膜炎，肺气肿，肋间神经痛，神经性头痛；前列腺炎，膀胱炎，盆腔炎，卵巢囊肿，肥胖型多囊卵巢综合征等	《金匮要略》桂枝生姜枳实汤	桂枝：3~10g；枳实：3~10g

证	药对	症状	功效	应用	方源	剂量
心肾阳虚证	附子与干姜	阴寒内盛，阳虚欲脱，下利腹痛，四肢厥逆；脾胃虚寒之呕吐，心腹冷痛等	温里散寒回阳	冠心病心绞痛，充血性心力衰竭，心源性休克，风湿性心脏病，病态窦房结综合征，心律失常，低血压；急慢性胃肠炎，胃及十二指肠溃疡，胃扩张，胃下垂；慢性结肠炎，溃疡性结肠炎，肠易激综合征；子宫肌瘤，子宫腺肌病，多囊卵巢综合征；慢性支气管炎，寒性哮喘，肺气肿；颈椎病，肩周炎，风湿性关节炎，类风湿关节炎，雷诺综合征，骨性关节病，坐骨神经痛；帕金森病，中风后遗症，阿尔茨海默病；慢性肾衰，尿毒症等	《奇效良方》姜附汤	附子：3~15g；干姜：3~10g
	附子与甘草	心阳暴脱，阳虚风湿痹痛，骨节疼痛，脘腹冷痛等	温里散寒，缓急止痛	心律失常型冠心病心绞痛，风湿性心脏病，心动过缓，慢性心力衰竭，心衰性水肿；支气管炎，支气管哮喘；痛风，颈椎病，风湿性关节炎，类风湿关节炎，雷诺综合征，坐骨神经痛；急慢性胃肠炎，胃肠功能紊乱；肠易激综合征，慢性溃疡性结肠炎；男性性功能障碍，少弱精子症不育等	《伤寒论》甘草附子汤	附子：3~15g；甘草：2~10g
	附子与肉桂	肾阳虚诸证，寒凝胸痹心痛，脘腹冷痛，风湿痹痛等	补火助阳，散寒止痛	男性性功能障碍，慢性前列腺炎，少弱精子症；冠心病，心绞痛；慢性胃炎，胃及十二指肠溃疡，慢性肠炎；慢性肾炎，肾盂肾炎，肾病综合征；痛风，肩周炎，	《金匮要略》金匮肾气丸	附子：3~15g；肉桂：1~5g

续表

证	药对	症状	功效	应用	方源	剂量
心肾阳虚证				风湿性关节炎,类风湿关节炎,坐骨神经痛,雷诺综合征,骨质疏松症,腰椎间盘突出症;子宫腺肌病,子宫内膜异位症,子宫肌瘤,围绝经期综合征,无排卵型月经,多囊卵巢综合征,卵巢囊肿,盆腔炎,女性尿道综合征;阿尔茨海默病,帕金森综合征;糖尿病,肥胖;支气管哮喘,肺气肿;变应性鼻炎等		
	桂枝与甘草	过汗致心气阳虚,自汗,心悸,气短,乏力等	补助心阳,助阳化气	心律失常,心动过缓,心肌缺血,风湿性心脏病,冠心病,心源性哮喘,慢性心功能不全,房室传导阻滞,低血压属心阳虚衰证;风湿性关节炎,类风湿关节炎;慢性胃炎,胃及十二指肠溃疡,慢性结肠炎,肠易激综合征;子宫腺肌病,子宫内膜异位症,围绝经期综合征,多囊卵巢综合征,卵巢囊肿;慢性支气管炎,支气管哮喘等	《伤寒论》桂枝甘草汤	桂枝:3~10g;甘草:2~10g

第五章　风湿痹证

一、基本概念

　　风湿痹证是由风、寒、湿、热等邪气闭阻经络，影响气血运行，导致肢体筋骨、关节、肌肉等处发生疼痛、重着、酸楚、麻木，或关节屈伸不利、僵硬、肿大、变形等症状的一种疾病。轻者病在四肢关节肌肉，重者可内舍于脏。本病证可见于西医的风湿性关节炎、类风湿关节炎、强直性脊柱炎、痛风、增生性骨关节炎等。

二、证型分类

　　一辨感受邪气，二辨邪气盛衰及虚实。常见的分类及辨证要点如表5-1所示。

表5-1　风湿痹证的分类及辨证要点

类型		辨证要点
风寒湿痹	行痹（风痹）	肢体关节、肌肉疼痛酸楚，屈伸不利，痛处游走，或恶风发热，舌苔薄白，脉浮或浮缓
	痛痹（寒痹）	肢体关节疼痛，痛势较剧，部位固定，遇寒则甚，得热则缓，屈伸不利，形寒怕冷，舌质淡，苔薄白，脉弦紧
	着痹（湿痹）	肢体关节、肌肉酸楚、重着、疼痛，肿胀散漫，关节活动不利，肌肤麻木不仁，舌质淡，苔白腻，脉濡缓
风湿热痹		关节疼痛，活动不便，局部灼热红肿，痛不可触，得冷则舒，皮下结节或红斑，或发热恶风、汗出、口渴烦躁，舌质红，苔黄或黄腻，脉滑数或浮数；为风湿热邪、壅滞经脉、气血闭阻、不通则痛所致
痰瘀互结		痹证日久，关节刺痛，固定不移，按之较硬，或僵硬变形，形体顽麻，屈伸不利，或硬结、瘀斑，面色暗黧，舌质紫暗或有瘀斑，舌苔白腻，脉弦涩；为痰瘀互结、留滞肌肤、闭阻经脉所致
肝肾两虚		痹证日久，关节屈伸不利，肌肉瘦削，腰膝酸软，或畏寒肢冷，阳痿、遗精，或骨蒸劳热，心烦口干，舌质淡红，舌苔薄白或少津，脉沉细弱或细数；为肝肾不足、筋脉失于濡养、温煦所致

类型		辨证要点
组方选药及其药理作用	选药	针对风湿痹证各种类型，辨清病因及证型，以祛风湿药为主，酌情配伍发散风寒药、清热药、补肝肾药组方
	药理作用	依据风湿痹证的辨证要点，药物通过抗炎、镇痛、解热、镇静、抗血小板聚集等作用可缓解症状；调节免疫功能、抗菌等作用可对因治疗

三、常用药对

主治风湿痹证的常用药对，如表 5-2 用于风寒湿痹的药对、表 5-3 用于风湿热痹或湿热痹的药对、表 5-4 用于风湿阻络筋脉不利的药对、表 5-5 用于肝肾两虚筋骨不健的药对所示。

表 5-2　用于风寒湿痹的药对

证	药对	症状	功效	应用	方源	剂量
外感风寒湿	独活与细辛	少阴头痛，头痛如劈，痛连齿颊；腰膝寒凉，骨节酸楚等	祛风湿，散寒止痛	慢性风湿性关节炎，类风湿关节炎，强直性脊柱炎，腰椎间盘突出症，膝骨关节炎，激素性股骨头缺血性坏死，坐骨神经痛，颈椎病，肩周炎；变应性鼻炎，慢性鼻窦炎；神经性偏头痛，牙周炎；慢性支气管炎，支气管哮喘；红斑狼疮，慢性肾小球肾炎等	《症因脉治》独活细辛汤	独活：3~10g；细辛：1~3g
	独活与羌活	肩背痛不可转身、脊痛项强等	祛风散寒，除湿止痛	风湿性关节炎，风湿性肌炎，类风湿关节炎，痛风，膝骨关节炎，强直性脊柱炎，腰椎间盘突出症，颈椎病，肩周炎，坐骨神经痛，肋间神经痛；血管神经性头痛，三叉神经痛；风疹，湿疹，荨麻疹，银屑病，白癜风，痤疮；中风偏瘫，面神经瘫痪等	《备急千金要方》独活寄生汤；《脾胃论》羌活胜湿汤	独活：3~10g；羌活：3~10g

续表

证	药对	症状	功效	应用	方源	剂量
外感风寒湿	独活与防风	头身疼痛，关节疼痛，腰膝酸软等	祛风除湿止痛	风湿性关节炎，类风湿关节炎，颈椎病，肩周炎，强直性脊柱炎，腰肌劳损，腰椎间盘突出症；神经性头痛，牙周病疼痛；癫痫，破伤风，妊娠子痫；荨麻疹，银屑病，白癜风等	《赤水玄珠》独活防风汤	独活：3~10g；防风：5~10g
	独活与苍术	头身疼痛，寒湿腰痛等	散寒除湿，发汗，止痛	脊髓灰质炎，腰椎间盘突出症，强直性脊柱炎，坐骨神经痛，腰肌劳损，颈椎病，肩周炎，类风湿关节炎，风湿性关节炎；神经性头痛，面神经瘫痪，中风后遗症；湿疹，银屑病，白癜风等	《症因脉治》独活苍术汤	独活：3~10g；苍术：3~9g
寒湿痹痛	桂枝与附子	风湿相搏，身体疼烦，不能自转；胸痹心痛等	发散风寒，温经止痛	风湿性关节炎，类风湿关节炎，腰椎间盘突出症，强直性脊柱炎，肩周炎，神经根型颈椎病；三叉神经痛，面神经瘫痪，中风偏瘫；冠心病，心绞痛，缓慢型心律失常，慢性心功能不全；慢性鼻炎，变应性鼻炎，支气管哮喘；慢性溃疡性肠炎，肠易激综合征腹泻；银屑病，白癜风，渐冻症等	《伤寒论》桂枝附子汤	桂枝：3~10g；附子：3~15g
	威灵仙与羌活	上半身痹痛，腰痛等	祛风除湿，通络止痛	风湿性关节炎，类风湿关节炎，痛风，肩周炎，颈椎病，颈性眩晕，膝关节滑膜炎；腰椎间盘突出症，腰肌劳损，强直性脊柱炎，坐骨神经痛；三叉神经痛，面神经瘫痪，中风偏瘫等	《沈氏尊生书》灵仙除痛饮	威灵仙：6~10g；羌活：3~10g

续表

证	药对	症状	功效	应用	方源	剂量
寒湿痹痛	威灵仙与防风	关节疼痛，屈伸不利等	祛风除湿止痛	慢性风湿性关节炎，类风湿关节炎，肩周炎，颈椎病，膝骨性关节炎，强直性脊柱炎，腰椎间盘突出症；面神经瘫痪，中风偏瘫；慢性皮炎，湿疹，银屑病，白癜风；痔疮等	《沈氏尊生书》灵仙除痛饮	威灵仙：6~10g；防风：5~10g
	威灵仙与川牛膝	风湿腰膝疼痛，下半身痹痛，脚肿痛拘挛；中风后遗症肢体麻木等	祛风胜湿，舒筋活络	颈椎病，风湿性关节炎，类风湿关节炎，膝关节炎，骨性关节炎，骨质增生，痛风急性发作；强直性脊柱炎，腰椎间盘突出症，腰肌劳损，软组织损伤；神经性皮炎，慢性湿疹；慢性前列腺炎，尿路结石；子宫肌瘤等	《中国药典》（2025年版）瘀血痹胶囊	威灵仙：6~10g；川牛膝：5~10g
	制川乌与麻黄	肢体刺痛如刀割，遇寒加重；腰腿痛等	温经散寒，祛风止痛	风湿性关节炎，类风湿关节炎，肩周炎，颈椎病，三叉神经痛，腰椎间盘突出症，坐骨神经痛，风湿性舞蹈症，强直性脊柱炎，慢性腰肌劳损，急性软组织损伤；顽固性心绞痛遇寒加重等	《金匮要略》乌头汤	制川乌：1.5~3g；麻黄：2~10g

表 5-3　用于风湿热痹或湿热痹的药对

证	药对	症状	功效	应用	方源	剂量
风湿痹痛	防己与威灵仙	关节疼痛，下肢水肿等	祛风除湿，通络止痛	风湿性关节炎，类风湿关节炎，痛风性关节炎，颈椎病，肩周炎，腰椎间盘突出症，腰肌劳损；三叉神经痛，坐骨神经痛；中风后手足肿胀等	《奇效良方》防己汤	防己：5~10g；威灵仙：6~10g

续表

证	药对	症状	功效	应用	方源	剂量
风湿热痹	防己与白术	湿热脚气，足胫肿痛；历节风，疼痛不可忍等	清热利湿，消肿止痛	风湿性关节炎，类风湿关节炎，肩周炎，腰椎间盘突出症，腰肌劳损；慢性肾炎性水肿，肾病综合征；心源性水肿，心包积液；单纯性肥胖，糖尿病；高脂血症，冠心病；肝硬化腹水等	《金匮要略》防己黄芪汤	防己：5~10g；白术：6~12g
	防己与薏苡仁	骨节烦痛，局部灼热、红肿等	清热化湿，宣痹止痛	风湿性关节炎，类风湿关节炎，痛风性关节炎及高尿酸血症，颈椎病，肩周炎，腰椎间盘突出症，腰肌劳损，强直性脊柱炎；阻塞性肺气肿见下肢水肿，慢性肾炎；肥胖伴高血压等	《温病条辨》宣痹汤	防己：5~10g；薏苡仁：9~30g
湿热痹证/湿热下注	防己与木瓜	湿痹，两足酸痛，下肢脚气肿痛等	清热除湿，通络止痛	风湿性关节炎，类风湿关节炎，肩周炎，颈椎病，膝关节骨性关节炎，坐骨神经痛，脊髓炎，痛风性关节炎；肝硬化腹水等	《医级》防己木瓜汤	防己：5~10g；木瓜：6~9g
	苍术与黄柏	两足痿软，足膝红肿；带下病，或阴部湿疮，湿疹等	清热燥湿	风湿性关节炎，类风湿关节炎，肩周炎，颈椎病，膝关节骨性关节炎，痛风性关节炎；强直性脊柱炎，腰椎间盘突出症，原发性坐骨神经痛，糖尿病肾病，糖尿病并发足坏疽；高尿酸血症，血栓性静脉炎；中风偏瘫，面神经瘫痪，阴部自汗，慢性湿疹，银屑病，白癜风，神经性皮炎，尖锐湿疣；盆腔炎，宫颈炎，真菌性阴道炎，白塞综合征；慢性前列腺炎，肾结石；放射性直肠炎，溃疡性结肠炎；急性胰腺炎，肝硬化等	《丹溪心法》二妙散	苍术：3~9g；黄柏：3~12g

续表

证	药对	症状	功效	应用	方源	剂量
湿热痹证/湿热下注	秦艽与黄柏	身体酸痛，虚热骨蒸潮热；黄疸等	清热止痛	风湿性关节炎，类风湿关节炎，痛风性关节炎；强直性脊柱炎，腰椎间盘突出症，坐骨神经痛，带状疱疹后遗痛；骨结核，肺结核；慢性湿疹，银屑病；痔疮，肛瘘，肛裂；血栓性脉管炎，下肢静脉曲张，糖尿病并发足坏疽；黄疸性肝炎等	《兰室秘藏》秦艽苍术汤	秦艽：3~10g；黄柏：3~12g

表 5-4　用于风湿阻络筋脉不利的药对

证	药对	症状特点	功效	应用	方源	剂量
风湿痹阻筋脉经络	木瓜与牛膝	筋脉挛急，麻木不仁，酸软无力等	舒筋除痹	风湿性关节炎，类风湿关节炎，肩周炎，颈椎病，腰椎间盘突出症，坐骨神经痛，梨状肌综合征，退行性脊柱炎，膝骨关节炎，痛风性关节炎，骨质疏松症；脊髓灰质炎后遗症，面神经瘫痪，中风偏瘫，糖尿病性神经病；辅助用于高血压、高脂血症；慢性肾炎，特发性膜性肾病；术后肠粘连，粘连性肠梗阻；儿童抽动障碍，腓肠肌痉挛等	《御药院方》木瓜丸；《魏氏家藏方》牛膝木瓜丸	木瓜：6~9g；牛膝：5~12g
	木瓜与吴茱萸	脚气肿痛，筋脉肿大；霍乱吐泻转筋等	温化寒湿，舒筋除痹	风湿性关节炎，肩周炎，痛风性关节炎，腰椎间盘突出症，慢性腰肌劳损；慢性萎缩性胃炎，急性胃肠炎，胆汁反流性胃炎，胆囊炎；腓肠肌痉挛，破伤风；维生素B$_1$缺乏症等	《普济方》木瓜吴茱萸汤	木瓜：6~9g；吴茱萸：2~5g

证	药对	症状特点	功效	应用	方源	剂量
风湿痹阻筋脉经络	木瓜与秦艽	筋脉挛急，关节拘紧等	祛风除湿，通络止痛	风湿性关节炎，类风湿关节炎，肩周炎，颈椎病；腰椎间盘突出症，慢性腰肌劳损，坐骨神经痛，骨质增生；中风偏瘫，面神经瘫痪，小儿麻痹症；腓肠肌痉挛，小儿惊厥，舞蹈症；麻痹性斜视，麻痹性上睑下垂；宫颈炎，子宫肌瘤，盆腔炎；尖锐湿疣，淋病，前列腺炎；脂溢性皮炎，毛囊炎，白癜风；慢性胃炎，急性胰腺炎等	《何氏济生论》清热木瓜汤	木瓜：6~9g；秦艽：3~10g
	木瓜与桑枝	筋脉拘挛，酸痛不仁等	祛风除湿，舒筋活络	风湿性关节炎，风湿性肌炎，类风湿关节炎，肩周炎，颈椎病，三叉神经痛，腰椎间盘突出症，慢性腰肌劳损；中风偏瘫，面神经瘫痪，脊髓灰质炎后遗症；腓肠肌痉挛，儿童多发性抽动障碍，帕金森病；过敏性紫癜，干燥综合征；慢性肾炎等	《效验秘方·续集》桑枝木瓜饮	木瓜：6~9g；桑枝：9~15g
痹证日久顽痹	伸筋草与桑枝	筋脉拘挛，肢体顽麻，筋骨酸痛等	祛风舒筋活络	风湿性关节炎，类风湿关节炎，肩周炎，颈椎病，强直性脊柱炎，腰椎间盘突出症，坐骨神经痛，膝关节骨关节炎；中风后肩-手综合征，脊髓灰质炎后遗症；硬皮病等	《临床中药辞典》伸筋草汤	伸筋草：3~12g；桑枝：9~15g

证	药对	症状特点	功效	应用	方源	剂量
痹证日久顽痹	伸筋草与鸡血藤	腰背痛，足跟痛等	活血除湿，舒筋活络	风湿性关节炎，风湿性肌炎，类风湿关节炎，骨性关节炎，肩周炎，颈椎病，强直性脊柱炎，腰椎间盘突出症，坐骨神经痛，痛风性关节炎；中风后遗症，脊髓灰质炎后遗症等	《当代名医临证精华·痹症专辑》五腾酒；《中医儿科学》伸筋草汤	伸筋草：3~12g；鸡血藤：9~15g
	桑枝与防己	四肢挛急，麻木疼痛，骨折等	祛风除湿，舒筋活络	风湿性关节炎，骨性关节炎，类风湿关节炎，腰椎间盘突出症缓解期，坐骨神经痛；痛风性关节炎，高尿酸血症；血栓性闭塞性脉管炎，银屑病等	《杂病源流犀烛》沈氏桑尖汤	桑枝：9~15g；防己：5~10g
	豨莶草与臭梧桐	肢体麻木，屈伸不利；腰膝酸软等	祛风清热，舒筋活络	风湿性关节炎，类风湿关节炎，骨关节炎，骨质增生症；原发性高血压，病毒性脑炎，中风偏瘫，面神经瘫痪；湿疹，银屑病等	《济世养生集》豨桐丸	豨莶草：9~12g；臭梧桐：5~15g
	豨莶草与威灵仙	筋骨疼痛，四肢麻痹等	祛风除湿，通络止痛	风湿性关节炎，类风湿关节炎，膝骨关节炎，骨质增生症；肩周炎，颈椎病；腰椎间盘突出症，腰肌劳损，强直性脊柱炎；缺血性脑卒中，中风偏瘫，小儿麻痹后遗症；肝病所致转氨酶升高、黄疸；神经性皮炎等	《方脉正宗》方脉豨莶丸	豨莶草：9~12g；威灵仙：6~10g
	蕲蛇与全蝎	风湿顽痹，关节肿痛，肢体麻木；破伤风，小儿惊风等	祛风通络	类风湿关节炎，颈椎病，强直性脊柱炎，腰椎间盘突出症，骨质增生症，骨质疏松症，坐骨神经痛，痛风；中风偏瘫，脊髓灰质炎，帕金森病；顽固性荨麻疹，神经性皮炎，银屑病；麻风肢体不仁等	《古今医统大全》蛇蝎散	蕲蛇：3~9g，研末吞服，每次1~1.5g，一日2~3次；全蝎：3~6g；研末吞服，每次0.6~1g

表5-5　用于肝肾两虚筋骨不健的药对

证	药对	症状特点	功效	应用	方源	剂量
痹证日久↓损及肝肾↓筋骨无力	五加皮与桑寄生	腰膝酸软，酸软无力等	祛风湿，补肝肾，强筋骨	风湿性关节炎，类风湿关节炎，腰椎间盘突出症，腰椎管狭窄症，坐骨神经痛，强直性脊柱炎，膝骨关节炎，骨质疏松症，肩周炎，颈椎病；慢性盆腔炎，子宫肌瘤，输卵管阻塞性不孕，乳腺增生；缓解局部麻醉产生的不良反应等	《民间验方》三藤酒；《中华本草》寄生五加酒	五加皮：5~10g；桑寄生：9~15g
	五加皮与杜仲	肾虚腰痛，小儿行迟等	祛风湿，补肝肾，强筋骨	风湿性关节炎，骨性关节炎，类风湿关节炎，腰椎间盘突出症，腰肌劳损，强直性脊柱炎，骨质疏松症，坐骨神经痛；肩周炎，颈椎病；高血压、高血脂、脑血栓、冠心病属肝肾两虚型；脊髓灰质炎后遗症，中风偏瘫，面神经瘫痪；慢性心力衰竭；慢性前列腺炎等	《卫生家宝方》五加皮散	五加皮：5~10g；杜仲：6~10g
	五加皮与牛膝	一切风湿痿痹，小儿发育迟缓等	祛风湿，利关节，强筋骨	风湿性关节炎，类风湿关节炎，膝骨关节炎，结核性膝关节炎，骨质增生症；腰椎间盘突出症，坐骨神经痛，腰肌劳损，股骨头坏死，脊髓炎；骨质疏松症，肩周炎，颈椎病；中风偏瘫，面神经瘫痪；慢性肾炎，精液不液化；子宫肌瘤等	《本草纲目》五加皮酒	五加皮：5~10g；牛膝：5~12g
	五加皮与木瓜	筋骨痿软，小儿行迟等	祛风湿，利关节，强筋骨	风湿性关节炎，类风湿关节炎，膝骨关节炎，痛风性关节炎；腰椎间盘突出症，肌肉劳损，	《保婴撮要》五加皮散	五加皮：5~10g；木瓜：6~9g

证	药对	症状特点	功效	应用	方源	剂量
痹证日久→损及肝肾→筋骨无力				强直性脊椎炎,坐骨神经痛;骨质疏松症,骨质增生硬化;颈椎病,肩周炎;中风偏瘫,面神经瘫痪;腓肠肌痉挛,肾病综合征等		
	首乌藤与鸡血藤	周身酸痛,肢体麻木等	祛风湿,通经络	类风湿关节炎,糖尿病性周围神经病,面神经炎,中风偏瘫;围绝经期综合征,肾性原发性高血压;神经性皮炎,慢性荨麻疹,带状疱疹,阴囊湿疹,白癜风;贫血,肝炎,失眠等	《赵炳南临床经验集》四藤煎	首乌藤:9~15g;鸡血藤:9~15g
	杜仲与五味子	肾虚腰痛,头晕昏痛等	补肝肾,强筋骨	类风湿关节炎,骨质疏松症,腰椎间盘突出症,腰肌劳损,卵巢早衰,围绝经期综合征,多囊卵巢综合征,子宫腺肌病;糖尿病,早期高血压,冠心病,心律失常,神经衰弱;痛风,慢性肾炎腰痛等	《箧中方》杜仲五味子茶	杜仲:6~10g;五味子:2~6g
	桑寄生与杜仲	肾虚腰痛,腰膝酸软;肝肾不足胎漏等	补肝肾,强筋骨	风湿性关节炎,类风湿关节炎,膝关节滑膜炎,骨质增生硬化,骨质疏松症;腰椎间盘突出症,腰肌劳损,坐骨神经痛;中风偏瘫,帕金森病;卵巢早衰,先兆流产,复发性流产,围绝经期综合征,子宫肌瘤,子宫腺肌病,子宫内膜异位症;原发性高血压,冠心病,心律失常;糖尿病等	《外台秘要》寄生散	桑寄生:9~15g 杜仲:6~10g

续表

证	药对	症状特点	功效	应用	方源	剂量
痹证日久→损及肝肾→筋骨无力	桑寄生与续断	腰膝酸痛，步履艰难；崩漏或胎漏，胎动不安等	祛风湿，补肝肾，强筋骨	风湿性关节炎，类风湿关节炎，骨质疏松症；腰椎间盘突出症，腰椎、颈椎骨质增生硬化，腰肌劳损，坐骨神经痛；小儿麻痹后遗症，帕金森病；卵巢早衰，先兆流产，复发性流产，围绝经期综合征，慢性盆腔炎，子宫内膜异位症，子宫肌瘤，子宫腺肌病；慢性肾炎等	《医学衷中参西录》寿胎丸	桑寄生：9~15g；续断：9~15g
	桑寄生与独活	腰膝痿软，肢麻不利等	祛风湿，止痹痛，补肝肾	风湿性关节炎，类风湿关节炎，腰椎间盘突出症，腰肌劳损，骨质增生硬化，骨质疏松症，强直性脊柱炎，坐骨神经痛，痛风性关节炎，膝骨关节炎，骨折延迟愈合，颈椎病，肩周炎，颞下颌关节紊乱症；小儿麻痹症，中风偏瘫，面神经瘫痪，帕金森病；糖尿病周围神经病变等	《备急千金要方》独活寄生汤	桑寄生：9~15g；独活：3~10g
	桑寄生与桑枝	四肢关节酸痛，麻木等	祛风通络，补肝肾，强筋骨	风湿性关节炎，上肢骨折脱位后期，强直性脊柱炎，肩周炎，颈椎病，腰椎间盘突出症，腰肌劳损，类风湿关节炎；高血压，冠心病等	《施今墨对药临床经验集》含此药对	桑寄生：9~15g；桑枝：9~15g
	狗脊与续断	腰脊强硬，足膝酸疼；风湿手脚麻木等	祛风湿，补肝肾，强筋骨	风湿性关节炎，类风湿关节炎，强直性脊柱炎，膝骨性关节炎，腰椎间盘突出症，腰肌劳损，肩周炎，颈椎病，软组织损伤，骨折；子宫肌瘤，卵巢囊肿，子宫腺肌病；精子减少症，勃起功能障碍；中风偏瘫等	《中成药》金毛狗脊丸	狗脊：6~12g；续断：9~15g

第六章 湿阻中焦证

一、基本概念

湿阻中焦证是指湿浊邪气滞于脾胃引起的以全身困重乏力、胸闷腹胀、口淡纳呆、苔腻为主症的证候。多发于夏季梅雨时节,气候潮湿地区尤为常见。

二、证型分类

湿阻中焦证的分类及辨证要点如表 6-1 所示。

表 6-1 湿阻中焦证的分类及辨证要点

类型		辨证要点
湿阻中焦	病机	湿浊内阻,脾为湿困,运化失常,升降失司所致
	症状特点	湿阻中焦脾胃证,症见脘腹痞满、恶心呕吐、大便溏薄、食少体倦、口甘多涎、舌苔白腻等
暑湿 / 湿温		身热不扬,恶寒无汗或少汗,头重如裹,身重肢倦(全身症状),胸脘痞闷,口不渴或渴不引饮(脾胃症状),苔白腻,脉濡缓;湿温病有季节性、传染性
组方选药及其药理作用	选药	针对湿阻中焦证以及暑湿、湿温等病证,常以芳香化湿类药为主辨证组方
	药理作用	依据湿阻中焦证的辨证要点,药物通过促进胃肠运动、抗溃疡、保护肠黏膜、抗溃疡性结肠炎、抗炎、镇痛、解痉、止泻等作用可缓解症状;抗病原微生物、抗氧化等作用可对因治疗

三、常用药对

主治湿阻中焦证,暑湿、湿温病证的常用药对,如表 6-2 所示。

表6-2 用于湿阻中焦证的药对

证	药对	症状	功效	应用	方源	剂量
湿阻中焦证	广藿香与陈皮	湿滞中焦,霍乱吐泻,脘腹疼痛,苔白腻;中暑等	芳香化湿,理气和胃	预防流感,肠胃型感冒,病毒性肺炎,流行性乙型脑炎;胆汁反流性胃炎,慢性萎缩性胃炎,胃溃疡,胃肠动力不足,糖尿病性胃轻瘫;慢性肠炎,溃疡性结肠炎;慢性胆囊炎,慢性肝炎;糖尿病肾病等	《医学从众录》陈皮藿香汤;《是斋百一选方》回生散	广藿香:3~10g;陈皮:3~10g
	广藿香与佩兰	暑温初起,身热无汗,口渴,心烦,汗出等	化湿解暑	流行性感冒,流行性乙型脑炎,胃肠型感冒;慢性萎缩性胃炎,急性胃肠炎,病毒性肠炎,细菌性痢疾,寒性霍乱,消化性溃疡;慢性湿疹,特发性皮炎;糖尿病,钩端螺旋体病,急性肝炎,慢性肝炎转氨酶升高,肝硬化等	《时病论》雷氏芳香化浊法;《朱仁康临床经验集》芳香化湿汤	广藿香:3~10g;佩兰:3~10g
	广藿香与豆蔻	湿温时疫,湿热并重,发热倦怠,胸闷腹胀,肢酸咽痛,身目发黄等	化湿和胃	流行性感冒,胃肠型感冒,流行性乙型脑炎;扁桃体炎,支气管扩张,病毒性肺炎;慢性萎缩性胃炎,胆汁反流性胃炎,消化性溃疡,孕吐,糖尿病性胃轻瘫;肠伤寒,副伤寒;急性肠炎,细菌性痢疾;血吸虫病,钩端螺旋体病;胆囊炎,急性黄疸性肝炎,脂肪肝,溶血性黄疸;脾虚湿滞型糖尿病等	《温热经纬》甘露消毒丹;《沈氏尊生书》豆蔻藿香茶	广藿香:3~10g;豆蔻:3~6g
	广藿香与半夏	瘟疫下后,胸脘痞满,恶心呕吐;胃寒呕逆;霍乱吐泻等	芳香化湿,和胃止呕	流行性感冒,病毒性肺炎,流行性乙型脑炎;急慢性胃炎,糖尿病性胃轻瘫,消化性溃疡,轮状病毒肠炎,急性肠炎,	《瘟疫论》半夏藿香汤	广藿香:3~10g;半夏:3~9g

证	药对	症状	功效	应用	方源	剂量
湿阻中焦证				结肠炎，肠易激综合征；肠伤寒，霍乱，钩端螺旋体病；急性胆囊炎，肝炎，肝硬化，慢性胰腺炎；糖尿病肾病，冠心病等		
	广藿香与厚朴	湿温初起，身热恶寒，肢体倦怠，胸闷不饥；胃脘痛，水肿，口疮等	解表化湿，行气除胀	流行性感冒，病毒性肺炎，流行性乙型脑炎；急慢性胃炎，糖尿病性胃轻瘫，轮状病毒肠炎，肠易激综合征，结肠炎，肠伤寒，霍乱；急性胆囊炎，慢性肝炎，脂肪肝，肝硬化；高脂血症，冠心病；慢性胰腺炎，糖尿病肾病，糖尿病腹泻等	《圣济总录》藿香厚朴汤；《医原》藿朴夏苓汤	广藿香：3~10g；厚朴：3~10g
	佩兰与石菖蒲	湿阻中焦腹胀，恶心呕吐，口中黏腻等	化湿和胃	食积口臭，急性胃肠炎，慢性萎缩性胃炎，胆汁反流性胃炎，糖尿病性胃轻瘫；胆囊炎，肝炎，肝硬化；支气管炎，肺炎，哮喘；神经衰弱失眠，抑郁症等	《施今墨对药临床经验集》含此药对	佩兰：3~10g；石菖蒲：3~10g
	苍术与厚朴	脘腹胀满，不思饮食，口淡无味，恶心呕吐，嗳气吞酸，肢体沉重等	燥湿运脾，行气和胃	慢性胃炎，糖尿病性胃轻瘫，胃及十二指肠溃疡，急性细菌性痢疾，病毒性肠炎，肠易激综合征，结肠炎；急慢性胆囊炎，酒精性肝炎，脂肪肝，肝硬化；高脂血症，肥胖症；慢性咽炎，急慢性支气管炎，支气管扩张，支气管哮喘；慢性湿疹，带状疱疹；钩端螺旋体病等	《简要济众方》平胃散	苍术：3~9g；厚朴：3~10g

续表

证	药对	症状	功效	应用	方源	剂量
湿阻中焦证	苍术与神曲	时暑暴泻及饮食所伤胸膈痞闷等	燥湿运脾，消食和胃	慢性胃炎，胆汁反流性胃炎，功能性消化不良，急性肠炎，肠易激综合征；焦虑症，抑郁症；肥胖症，高脂血症，脂肪肝，乙型肝炎肝纤维化等	《太平惠民和剂局方》曲术丸	苍术：3~9g；神曲：5~15g
	砂仁与豆蔻	寒湿阻中较重，脘痞呕吐，妊娠恶阻；胎动不安等	化湿行气，温中止呕	慢性胃炎，功能性消化不良，胃肠型感冒，糖尿病性胃轻瘫；慢性结肠炎，肠易激综合征；胆囊炎，肝炎，脂肪肝，高脂血症等	《临证用药配伍指南》载此药对	砂仁：3~6g；豆蔻：3~6g
	砂仁与木香	寒湿困脾，脾胃气滞，脘腹胀痛，舌苔白腻等	化湿温中，行气止痛	慢性萎缩性胃炎，胆汁反流性胃炎，胃溃疡，功能性消化不良，顽固性呃逆；急慢性肠炎，慢性结肠炎，肠易激综合征；胆囊炎，胆石症；脂肪肝，肝硬化，高脂血症；复发性流产等	《妇人良方》保气散	砂仁：3~6g；木香：3~6g
	苦杏仁与滑石	暑温伏暑，胸痞闷呕恶，潮热，烦渴，自利，舌灰白等	清热利湿，宣化淡渗	钩端螺旋体病，胃肠炎，肠伤寒，霍乱；病毒性肺炎，流行性感冒，流行性乙型脑炎；急性肾小球肾炎，肾盂肾炎，肾病综合征，慢性肾功能不全；荨麻疹，扁平疣；慢性肝炎，胆囊炎，原发性高血压等	《温病条辨》杏仁滑石汤	苦杏仁：5~10g；滑石：10~20g
	黄芩与滑石	湿温病，脉缓身痛，渴不多饮，汗出热解，继而复热，舌苔淡黄而滑，脉缓等	清热利湿	急性肠炎，急性细菌性痢疾，病毒性肠炎，肠伤寒、副伤寒，慢性结肠炎；钩端螺旋体病，血吸虫病；急性扁桃体炎，支气管扩张，病毒性肺炎；急慢性肾炎，尿路感染；	《温病条辨》黄芩滑石汤	黄芩：3~10g；滑石：10~20g

证	药对	症状	功效	应用	方源	剂量
				胆囊炎,胆石症,脂肪肝;湿疹,荨麻疹;糖尿病,多发性牙龈脓肿等		
湿阻中焦证	草果与槟榔	瘟疫或疟疾,憎寒壮热,发无定时,胸闷呕恶等	辟秽化浊,祛痰截疟	病毒性脑炎,脑脊髓膜炎,流行性感冒;急性支气管炎,病毒性肺炎(属寒湿疫型),肺脓肿;伤寒、副伤寒,斑疹伤寒,血吸虫病;慢性荨麻疹,湿疹,特应性皮炎,银屑病;胆石症等	《瘟疫论》达原饮	草果:3~6g;槟榔:3~10g

第七章 水湿病证

一、基本概念

水湿病证是指水湿邪气侵袭人体，致使津液输布及排泄过程障碍，引起津液大量停滞于体内的复杂病证，涉及面广。

二、证型分类

水湿病证的分类及辨证要点，如表7-1所示。

表7-1　水湿病证的分类及辨证要点

类型		辨证要点
水湿病证	病因	外感六淫，饮食劳伤，七情过度刺激等致病因素侵袭人体，使脾气虚弱，运化失司，或肺失肃降，治节无权，或肾失开阖，气化不利，或三焦壅滞，气机闭塞等
	病机	津液的输布及排泄过程障碍，致使津液或水饮大量停滞体内而形成
	症状特点	小便不利、水肿、淋证、黄疸、痰饮、泄泻、带下、暑湿、湿温、湿痹、湿疹、湿疮等多种水湿内停病证；水饮内停积滞引起全身水肿、胸腔积液、腹水胀满实证
淋证		小便点滴不通，淋涩灼痛（尿频、尿急、尿痛、灼热）为主要特征；又有热淋、血淋、石淋（砂淋）、膏淋等区分
黄疸		以面目一身发黄、小便黄为主要表现。黄色鲜艳者，为阳黄，多由湿热瘀滞肝胆，胆汁外溢于肌肤所致；黄色晦暗者，为阴黄，多由寒湿为患
组方选药及其药理作用	选药	针对水湿病证，辨明病因及证型，以利水渗湿类药（利水消肿药、利尿通淋药、利湿退黄药）为主组方，酌情配伍行气药以消除病因病机；针对水饮内停所致胸腔积液、腹水、全身水肿胀满实证，宜选用峻下逐水药
	药理作用	依据水湿病证的辨证要点，药物通过利尿、泻下、抑制泌尿系统结石形成、利胆保肝、降血脂、降血糖、抗炎等作用可缓解症状；抗病原微生物作用可对因治疗

三、常用药对

主治水湿病证的常用药对如表 7-2-1 用于水湿病证（水肿、泄泻等）的药对、表 7-2-2 用于水湿病证（淋证为主）的药对、表 7-2-3 用于水湿病证（湿热黄疸为主）的药对。

利水渗湿药中，有的药物能通利水道，增加尿量排除水饮邪气，达到消除水肿的目的，称利水或利尿消肿；部分药物能使水湿之邪缓缓渗透，形成尿液排出体外，称渗湿，合称利水渗湿；有的药物通过增加尿量，改善小便点滴不通、淋漓灼痛症状，称利尿通淋；有的药物利湿、利胆，排除湿浊瘀阻肝胆退黄，称利湿退黄。倘若水饮内停所致胸腔积液、腹水、全身水肿胀满实证，则选用峻下逐水药，如表 7-3 所示。

表 7-2-1　用于水湿病证（水肿、泄泻等）的药对

证	药对	症状	功效	应用	方源	剂量
水湿病证↓水肿／泄泻／小便不利	茯苓与薏苡仁	脾虚湿滞，带下量多，痰饮咳嗽，风湿肿痛；胸膈痞满等	芳香化湿，理气和胃	慢性胃炎，功能性消化不良，胃肠神经症；慢性溃疡性结肠炎，病毒性肠炎；伤寒，副伤寒；脾虚湿盛肥胖，脂肪肝；急性肾小球肾炎，慢性肾炎，慢性肾盂肾炎，慢性肾功能不全；扁平疣，慢性湿疹；痛风性关节炎等	《辨证录》薏仁苓术汤	茯苓：10~15g；薏苡仁：9~30g
	茯苓与泽泻	淋证癃闭，小便灼热涩痛；咳喘，眩晕等	利水消肿，助阳化气	尿路感染，前列腺炎，肾盂肾炎，慢性肾炎性水肿；高脂血症，2 型糖尿病性胃轻瘫，肥胖；胃炎，慢性胃肠炎，胃神经症，胃溃疡炎，幽门水肿；梅尼埃病，中耳炎；胆囊息肉等	《金匮要略》茯苓泽泻汤	茯苓：10~15g；泽泻：6~10g
	茯苓与山药	脾虚泄泻，食少腹胀，小便不利，乏力等	健脾益胃，利水渗湿	尿路感染，前列腺炎，前列腺增生；肾盂肾炎，急慢性肾炎，肾病综合征，肾功能不全；慢性胃炎，胃溃疡；慢性肠炎，酒精性腹泻，	《疡医大全》四神汤；《秘传眼科龙木论》山药丸	茯苓：10~15g；山药：15~30g

右上角：续表

证	药对	症状	功效	应用	方源	剂量
水湿病证↓水肿／泄泻／小便不利				肠易激综合征，慢性结肠炎；高脂血症，肥胖，痛风；黄体功能不足，卵巢早衰等		
	茯苓与桂枝	心下停饮，心悸，汗出不渴，小便不利，水肿；眩晕；痈疽疮疡等	温中化饮，通阳利水	慢性肾小球肾炎，慢性肾功能不全，前列腺增生；急性肠炎，慢性胃炎，胃溃疡，慢性结肠炎；结核性胸膜炎，肺气肿，冠心病，心绞痛，心律失常，心包积液，慢性心功能不全；高血压眩晕，妊娠高血压综合征，梅尼埃病；病毒性角膜炎，中心性视网膜病变；肝硬化，脂肪肝；肥胖症等	《伤寒论》茯苓甘草汤	茯苓：10~15g；桂枝：3~10g
	茯苓与白术	妊娠腿肿，伴黄水，小便涩，湿泄，水肿；食积，脾胃虚弱食少等	健脾利水	慢性肾小球肾炎，慢性肾功能不全，肾病综合征，尿毒症，肾积水；慢性胃炎，急性胃肠炎，消化性溃疡，肠易激综合征，克罗恩病；支气管炎，支气管哮喘；妊娠高血压综合征，梅尼埃病；心源性水肿，原发性高血压（脾虚湿盛型）；脂肪肝，肝硬化腹水；神经衰弱，神经症；肥胖症等	《鸡峰普济方》白术茯苓散	茯苓：10~15g；白术：6~12g
	茯苓与黄芪	脾虚湿滞，面浮足肿，神疲乏力；脾虚泄泻，易感冒，失眠等	补脾利水	慢性肾炎，慢性肾功能不全，肾病综合征；慢性胃炎，胃下垂，肠易激综合征；再生障碍性贫血，白细胞减少与粒细胞缺乏症；妊娠高血压综合征，卵巢早衰症；神经衰弱，脑卒中后痴呆，中风偏瘫；心源性水肿等	《古今名方》健脾渗湿汤	茯苓：10~15g；黄芪：9~30g

证	药对	症状	功效	应用	方源	剂量
水湿病证↓水肿/泄泻/小便不利	茯苓与猪苓	水肿尿少，小便不利，泄泻，淋浊，黄疸，中湿身重痛难转侧；痰水互结，咳嗽肿满等	利水渗湿消肿	慢性萎缩性胃炎，胃神经症，胃溃疡；急性肠炎，肠易激综合征，溃疡性结肠炎，克罗恩病；急慢性肾炎，肾功能不全，肾病综合征，急慢性肾盂肾炎，肾盂结石，膀胱炎，脂肪肝，病毒性肝炎，肝硬化腹水；高脂血症，风湿性心脏病心功能不全，心源性水肿；绝经期水肿，多囊卵巢综合征；渗出性结核性胸膜炎，病毒性肺炎等	《伤寒论》五苓散，猪苓汤；《脉因证治》二苓汤	茯苓：10~15g；猪苓：6~12g
	泽泻与白术	饮停胃肠，痰饮上蒙之头目眩晕，胸中痞满，咳逆水肿等	利水渗湿，健脾除饮	前列腺炎，尿路感染，慢性肾盂肾炎，慢性肾炎；梅尼埃病，颈源性眩晕，原发性高血压，高脂血症；慢性肝炎，肝硬化腹水，脂肪肝，肥胖症；急慢性胃炎；肠易激综合征，溃疡性结肠炎；慢性支气管炎，胸腔积液，多囊卵巢综合征，黄体功能不足；心源性水肿等	《金匮要略》泽泻汤	泽泻：6~10g；白术：6~12g
	泽泻与桑白皮	妊娠气壅，身体腹胁浮肿，气喘息促，大便难，小便涩等	利水渗湿，泻热消肿	急性肾炎，肾病综合征伴胸腔积液，渗出性结核性胸膜炎；特发性水肿，妊娠水肿；充血性心力衰竭，心包积液；肝硬化腹水，脂肪肝；泪腺炎，浅层点状角膜炎，滤泡角结膜炎，慢性结膜炎，卡他性结膜炎，干眼症等	《太平圣惠方》泽泻散；《妇人良方》泽泻桑茶	泽泻：6~10g；桑白皮：6~12g

证	药对	症状	功效	应用	方源	剂量
水湿病证↓水肿／泄泻／小便不利	防己与黄芪	表虚不固之风水或风湿痹痛；汗出恶风身重微肿，或肢痛，小便不利等	补气健脾，利水消肿	慢性肾炎，肾病综合征，慢性肾功能不全，下尿路综合征；风湿性心肌炎，心源性水肿；风湿性关节炎，痛风性关节炎，类风湿关节炎，膝骨关节炎，关节腔积液，椎间盘突出症，结节性血管炎；复发性流产，围绝经期综合征，子宫肌瘤；慢性心力衰竭，肺源性心脏病，风湿性心脏病，稳定型心绞痛；高脂血症，高血压代谢异常，内脏脂肪肥胖型糖尿病；湿疹，狐臭，荨麻疹；慢性结肠炎等	《金匮要略》防己黄芪汤	防己：5~10g；黄芪：9~30g

表 7-2-2   用于水湿病证（淋证为主）的药对

证	药对	症状	功效	应用	方源	剂量
各种淋证／尿频急灼痛／癃闭	车前子与牛膝	湿热带下，淋证涩痛，砂淋，小便不利，水肿等	利尿通淋	尿道炎，急性膀胱炎，尿路结石，慢性前列腺炎，前列腺增生尿潴留，肾盂肾炎，肾结石并肾积水；慢性肾炎，肾功能不全，膜性肾病；阴道炎，宫颈炎，慢性盆腔炎，子宫肌瘤，子宫腺肌病，多囊卵巢综合征；糖尿病等	《辨证录》黄白牛车散	车前子：9~15g；牛膝：5~12g
	车前子与茯苓	小便甚少，下利不止，湿热带下等	清热利水	尿路感染，慢性前列腺炎，肾盂肾炎，肾结石，输尿管结石，慢性肾炎，肾病综合征，慢性肾功能不全；辅助用于高脂血症，肥胖症，	《医宗金鉴》茯苓车前饮	车前子：9~15g；茯苓：10~15g

证	药对	症状	功效	应用	方源	剂量
各种淋证／尿频急灼痛／癃闭				高尿酸血症，高血压；急慢性肠炎，轮状病毒肠炎，肠易激综合征，溃疡性结肠炎；脂肪肝，肝硬化腹水；老年性阴道炎，慢性宫颈炎，慢性盆腔炎，多囊卵巢综合征等		
	车前子与木通	膀胱结热，小便不利等	利尿通淋	尿路感染，前列腺炎，前列腺增生，肾盂肾炎，泌尿系结石，慢性肾炎，脂肪肝，酒精性肝病；胆囊炎，胆石症；阴道炎，宫颈炎，盆腔炎，多囊卵巢综合征等	《症因脉治》车前木通汤	车前子：9~15g；木通：3~6g
	车前子与泽泻	水肿，小便不利等	利水消肿通淋	尿路感染，尿路结石，前列腺炎，前列腺增生；急慢性肾盂肾炎，肾积水，慢性肾炎，慢性肾功能不全；病毒性肠炎，慢性肠炎，非特异性溃疡性结肠炎；阴道炎，盆腔炎，宫颈炎，多囊卵巢综合征；慢性胆囊炎，胆石症，脂肪肝，肝硬化；高脂血症，冠心病心绞痛等	《茶饮保健》泽泻车前茶	车前子：9~15g；泽泻：6~10g
	海金沙与滑石	石淋，膏淋，湿热带下等	利尿通淋	尿道炎，膀胱炎，尿酸结石，前列腺炎，乳糜尿，肾盂肾炎，肾结石，肾积水，慢性肾炎性水肿等	《仁斋直指方论》二神散	海金沙：6~15g；滑石：10~20g
	牛膝与黄柏、苍术	下焦湿热淋证，小便淋涩疼痛；阴部湿疹，湿热痹证等	利尿通淋，燥湿止痒	急慢性尿路感染，泌尿系结石，急性肾炎，肾盂肾炎；慢性渗出性关节炎，痛风性关节炎，骨性关节炎，类风湿关节炎；慢性盆腔炎，真菌性阴道炎，卵巢囊肿等	《医学正传》三妙散	牛膝：5~12g；黄柏：3~12g；苍术：3~9g

续表

证	药对	症状	功效	应用	方源	剂量
各种淋证／尿频急灼痛／癃闭	牛膝与瞿麦	湿热淋证，下肢浮肿，胞衣不下等	利尿通淋，活血化瘀	尿路感染，尿路结石，肾盂肾炎，慢性前列腺炎，慢性肾炎，肾积水；胎盘胎膜残留致感染等	《千金方》牛膝瞿麦散	牛膝：5~12g；瞿麦：9~15g
	滑石与甘草	暑湿身热烦渴，小便不利，泄泻，热淋，石淋，湿疹，痱子等	清热利湿通淋	膀胱炎，尿道炎，肾盂肾炎，慢性前列腺炎，尿路结石，慢性肾炎，乳糜尿；慢性萎缩性胃炎，胆汁反流性胃炎；急慢性胆囊炎，胆石症，慢性肝炎；痢疾，慢性结肠炎；钩端螺旋体病，霍乱；热射病等	《伤寒直格》六一散	滑石：10~20g；甘草：2~10g
	滑石与木通	淋证之热淋，小便赤涩热痛等	利尿通淋	尿路感染，膀胱炎，肾结石，前列腺炎，前列腺增生，肾盂肾炎，慢性肾小球肾炎，肾功能不全，产后尿潴留；急性湿疹，夏季皮炎；慢性盆腔炎等	《圣济总录》滑石木通汤	滑石：10~20g；木通：3~6g
	滑石与石韦	石淋，小便涩痛等	利水通淋	尿路感染，尿路结石，前列腺炎，前列腺增生，肾盂肾炎，慢性肾炎，肾绞痛；慢性支气管炎，支气管哮喘等	《古今录验方》二石散	滑石：10~20g；石韦：6~12g
	滑石与蒲黄	砂淋，小便不利，少腹急痛，癃闭等	利尿通淋	尿道炎，膀胱炎，前列腺炎，前列腺增生，尿路结石，肾盂肾炎，精囊炎，慢性肾小球肾炎；带状疱疹，烧烫伤等	《千金方》滑石散	滑石：10~20g；蒲黄：5~10g
	石韦与车前子	小便赤黄，腹胀；肺热咳嗽等	利尿通淋	急性尿道炎，急性膀胱炎，泌尿系结石，肾盂肾炎，慢性肾炎，慢性前列腺炎，肾病综合征；慢性支气管炎；溃疡性结肠炎等	《全生指迷方》石韦汤	石韦：6~12g；车前子：9~15g

证	药对	症状	功效	应用	方源	剂量
各种淋证/尿频急灼痛/癃闭	瞿麦与木通	砂石淋，小便涩痛，热淋急痛；经闭等	清热利尿，通淋	尿道炎，膀胱炎，前列腺炎，尿路结石，尿潴留，精囊炎，肾盂肾炎，急慢性肾炎，肾功能不全；慢性盆腔炎，阴道炎；肠伤寒等	《圣济总录》瞿麦散	瞿麦：9~15g；木通：3~6g
	瞿麦与萹蓄	湿热淋证，小便淋涩；口舌生疮，咽喉肿痛等	清热利湿通淋	尿路感染，急慢性前列腺炎，泌尿系结石，肾盂肾炎，产后及术后尿潴留；口腔炎，咽喉炎；急性盆腔炎等	《太平惠民和剂局方》八正散	瞿麦：9~15g；萹蓄：9~15g
	冬葵子与茯苓	水气身重，小便不利，恶寒头眩等	利水通淋	急性膀胱炎，尿道炎，尿路结石，肾结石，肾盂肾炎，急性肾炎；前列腺炎，前列腺增生，产后尿潴留；胎盘滞留等	《金匮要略》葵子茯苓散	冬葵子：3~9g；茯苓：10~15g
	冬葵子与木通	淋证，小便不利；阴囊肿痛，乳汁不通等	利尿通淋	尿道炎，急性膀胱炎，急慢性肾盂肾炎，尿路结石，肾结石，前列腺炎，前列腺增生，慢性肾炎，肾功能不全；产后尿潴留等	《证治准绳》冬葵子散	冬葵子：3~9g；木通：3~6g
	金钱草与海金沙	石淋涩痛等	利尿通淋，排石	尿路感染，急慢性肾炎，肾病综合征，急慢性肾盂肾炎，泌尿系结石，前列腺炎，乳糜尿；黄疸性肝炎，胆囊炎，胆石症等	《中医内科新论》三金排石汤	金钱草：15~60g；海金沙：6~15g
	萆薢与益智	下焦虚寒，膏淋，白浊等	利湿浊	慢性前列腺炎，精囊炎，前列腺增生，乳糜尿，慢性尿道炎，慢性膀胱炎，慢性肾盂肾炎，慢性肾炎，肾病综合征；慢性宫颈炎，滴虫性阴道炎，慢性盆腔炎；高尿酸血症等	《丹溪心法》萆薢分清饮	萆薢：9~15g；益智：3~10g

表7-2-3 用于水湿病证（湿热黄疸为主）的药对

证	药对	症状	功效	应用	方源	剂量
湿热黄疸	茵陈与大黄	湿热黄疸，身目俱黄，黄色鲜明，发热无汗，二便不利等	清热，利湿，退黄	肝内胆汁淤积症，急慢性肝炎，脂肪肝，早期肝硬化，胆囊炎，胆石症，胆道蛔虫症，钩端螺旋体病，血吸虫病肝脾肿大；真菌性阴道炎，滴虫性阴道炎，非特异性阴道炎，慢性盆腔炎，子宫内膜异位症；痤疮，荨麻疹，湿疹，过敏性皮炎等	《伤寒论》茵陈蒿汤	茵陈：6~15g；大黄：3~15g
	茵陈与虎杖	湿热黄疸，黄色鲜明等	利湿退黄，清热解毒	急慢性病毒性肝炎，慢性淤胆型肝炎，胆囊炎，胆石症，脂肪肝，肝硬化；慢性湿疹，痤疮；痛风性关节炎，尿道炎，盆腔炎；血小板减少性紫癜等	《急难重症新方解》虎杖茵陈茶	虎杖：9~15g；茵陈：6~15g
	茵陈与郁金	湿热黄疸，黄色鲜明等	利湿退黄	急慢性病毒性肝炎，淤胆型肝炎，酒精性脂肪肝，肝硬化，胆囊炎，胆石症，胆道蛔虫症；高脂血症，冠心病，肥胖症，糖尿病，痛风等	《新急腹症学》利胆汤	茵陈：6~15g；郁金：3~10g
寒湿黄疸	茵陈与附子	阴黄之黄色晦暗，形寒肢冷，身重神倦食少等	温里助阳，利湿退黄	淤胆型肝炎，急性肝炎，慢性乙肝活动性肝炎，肝硬化腹水，慢性肝衰竭阴黄证，慢性胆囊炎，胆石症等	《伤寒微旨论》茵陈附子汤	茵陈：6~15g；附子：3~15g

表7-3 用于水饮内停实证的药对

证	药对	症状	功效	应用	方源	剂量
水饮内停实证	甘遂与京大戟、芫花	胸腔积液，腹水，水肿喘满等实证	泻水逐饮退肿	大叶性肺炎，淋巴结结核，结核性胸膜炎，胸腔积液，心包积液，胆囊炎，胆石症；肝硬化，肝癌，血吸虫病致腹水；肠梗阻，胰腺炎，癫痫，精神分裂症；甲状腺瘤，肺癌，肛管癌实证；骨髓炎，牛皮癣等	《儒门事亲》十枣汤；三药炮制品研末，大枣煎汤送服	甘遂：入丸散每次0.5~1.5g；京大戟：1.5~3g，入丸散每次1g 醋芫花：入丸散每次0.6~0.9g
	甘遂与商陆	水肿，疮疡肿毒等	泻水逐饮退肿	结核性胸腔积液；血吸虫病，肝硬化腹水；急慢性肾炎；重型颅脑损伤，胃肠功能紊乱等实证	《杨氏家藏方》商陆散	甘遂：入丸散每次0.5~1.5g；商陆：3~9g
	芫花与葶苈子	胸水腹水臌胀等	泻水逐饮	渗出性胸膜炎，胸腔积液，支气管哮喘；肝硬化腹水，血吸虫病晚期腹水等	《外台秘要》葶苈丸	醋芫花：入丸散每次0.6~0.9g 葶苈子：3~10g
	京大戟与牵牛子	水肿腹大，积滞便秘，腹胀腹痛等	泻水逐饮，消积	肝硬化腹水，肝癌腹水；胸腔积液，顽固性便秘等	《洁古家珍》大戟散	京大戟：入丸散每次1g；牵牛子：入丸散每次1.5~3g
	牵牛子与厚朴	四肢肿满，喘咳，便秘等	逐饮退肿，行气消胀	慢性肾炎尿毒症，肝硬化腹水，支气管炎，习惯性便秘等	《普济本事方》牵牛散	牵牛子：入丸散每次1.5~3g 厚朴：3~10g
	牵牛子与小茴香	全身水肿，腹胀喘满，二便不利	逐水通便，行气消肿	乙型肝炎，肝硬化腹水；肾炎性水肿，鞘膜积液；便秘等	《儒门事亲》禹功散	牵牛子：3~6g，入丸散每次1.5~3g；小茴香：3~6g
	千金子与大黄	水肿胀满，二便不利，血滞经闭等	泻水逐饮，活血化瘀	肝硬化腹水，癌性胸腹水；前列腺增生，尿路感染，产后尿闭，术后癃闭，便秘等	《摘元方》千金子、大黄为末，酒水为丸	千金子：1~2g，制霜入丸散每次0.5~1g；大黄：3~15g（丸减量）

注意：需关注针对水肿胀满实证所使用的峻下逐水类药物，其有毒、峻猛，能引起剧烈腹泻，从而排出停留体内的水饮邪气，主治全身水肿，胸腔积液、腹水等胀满实证。因多数药物有毒，内服选择炮制品，需严格控量，一般入丸散剂量为汤剂用量的二分之一或者三分之一，孕妇、体虚者、肝肾功能异常者不宜使用。

第八章 痰饮病证

一、基本概念

痰饮病证是机体水液代谢输布、运化失常所形成的病理产物，停积于某些部位的一类病证。因痰饮邪气停积部位不同，临床表现各异，病证复杂。又有广义、狭义之分。

二、证型分类

痰饮病证的分类及辨证要点，如表8-1所示。

表8-1　痰饮病证的分类及辨证要点

类型		辨证要点
痰饮病证	形成	湿聚为水，积水成饮，饮凝成痰
	特点	痰饮：稠浊者为痰，清稀者为饮，更清者为水 既是病理产物，又是致病因素，其致病范围广，病情复杂
	性质	寒痰（痰清冷稀薄、色白量多），湿痰（痰饮清稀、色白量多伴重着，眩晕、头痛等），热痰（痰黄黏稠，量多口渴，伴热像），燥痰（干咳痰少，甚咯血，口干渴等）
	痰阻肺窍：咳喘痰多（依据痰饮性质，又有寒痰、湿痰、热痰、燥痰）	
	痰停胃脘：见胃脘痞满，恶心呕吐等	
	痰蒙清窍：眩晕、头痛、痫病、癫狂、中风等	
	痰阻经络：肢体麻木、半身不遂、口眼㖞斜等	
	痰浊/痰火互结：留滞经络郁结成块之瘰疬、瘿瘤、痰核等	
组方选药及其药理作用	选药	针对痰饮证，辨清病因，依据证型，以化痰药为主，并与行气药配伍组方
	药理作用	依据痰饮病证的辨证要点，药物通过祛痰、止咳、调整胃肠运动、镇吐、抗炎、抗肿瘤、降血压、镇静等作用可缓解症状

三、常用药对

主治痰饮病证的常用药对,如表8-2所示。

表8-2　用于痰饮病证的药对

证	药对	症状	功效	应用	方源	剂量
痰饮病证→湿痰寒痰证	半夏与陈皮	痰饮咳嗽,食积,寒积,呕吐,眩晕等	行气化痰,和胃止呕	急慢性支气管炎,支气管哮喘,病毒性肺炎,胸膜炎;急慢性胃炎,胃及十二指肠溃疡;慢性胆囊炎,脂肪肝,肝炎,肝硬化;神经性呕吐,妊娠呕吐;冠心病,动脉粥样硬化;颈椎病,梅尼埃病等	《太平惠民和剂局方》橘皮半夏汤	半夏:3~9g;陈皮:3~10g
	半夏与茯苓	痰湿咳嗽,寒饮停胃之呕逆,脘痞痛等	燥湿健脾	急慢性支气管炎,过敏性哮喘,病毒性肺炎,胸膜炎;慢性胃炎,消化不良;脂肪肝,肝炎,肝硬化,胰腺炎,神经性呕吐,妊娠呕吐;慢性肠炎,肠易激综合征,克罗恩病;冠心病,心绞痛;颈椎病,梅尼埃病等	《太平惠民和剂局方》茯苓半夏汤;《云岐子脉诀》半夏汤	半夏:3~9g;茯苓:10~15g
	半夏与干姜	寒痰咳嗽气喘,咳痰清稀;干呕涎沫等	温肺化饮	病毒性肺炎,肺气肿,慢性支气管炎,哮喘;急慢性胃炎,胃扩张,胃及十二指肠溃疡,慢性萎缩性胃炎,胃痉挛,神经性呕吐;慢性肝炎,慢性胆囊炎;急慢性肠炎,慢性结肠炎等	《金匮要略》中半夏干姜散	半夏:3~9g;干姜:3~10g
	半夏与瓜蒌	痰咳,胸膈痞满,胸痹,短气烦闷,急痛彻背等	化痰消痞,宽胸散结	冠心病,心绞痛,高脂血症,动脉粥样硬化斑块,心律失常,肺源性心脏病,慢性心力衰竭,肺气肿,慢性支气管炎,动脉粥样硬化性脑梗死,痴呆;慢性胃炎,胃肠神经症;急慢性胆囊炎,脂肪肝,慢性肝炎;糖尿病等	《济生方》半夏丸,《普济方》半夏汤	半夏:3~9g;瓜蒌:9~15g

证	药对	症状	功效	应用	方源	剂量
痰饮病证→湿痰寒痰证	半夏与厚朴	梅核气，胸膈满闷，或咳或呕等	行气化痰，消痞散结	慢性咽炎，慢性支气管炎，过敏性哮喘；食管痉挛，神经性呕吐；急慢性胃炎，胃及十二指肠溃疡，胃肠神经症，糖尿病性胃轻瘫；急性肠炎，溃疡性结肠炎；胆囊炎，慢性肝炎，肝硬化；甲状腺腺瘤，颈淋巴结结核；乳腺纤维腺瘤，乳腺炎；高脂血症，冠心病，心绞痛，肥胖症；精神分裂症，脑震荡后综合征，抑郁症，焦虑性神经症等	《金匮要略》半夏厚朴汤	半夏：3~9g；厚朴：3~10g
	半夏与制天南星	风痰眩晕，头痛，恶心，吐酸水等	燥湿化痰，祛风散结	慢性支气管炎，支气管哮喘，肺气肿，肺癌；梅尼埃病，神经性眩晕，面神经瘫痪，缺血性脑卒中；癫痫，阿尔茨海默病，帕金森病，精神分裂症，抽动秽语综合征等	《医钞类编》半夏南星白附丸	半夏：3~9g；制天南星：3~9g
	半夏与川贝母	风痰咳嗽痰多，瘰疬，痰核；疟疾，痫眩等	燥湿化痰，润肺止咳	慢性咽炎，慢性支气管炎，支气管哮喘，肺炎；颈部淋巴结肿大，甲状腺瘤；肠系膜淋巴结炎；癫痫，帕金森病，面神经瘫痪，缺血性脑卒中；颈椎病等	《重订通俗伤寒论》半贝丸	半夏：3~9g；川贝母：3~10g
	半夏与天麻	风痰上扰，眩晕头痛，胸闷呕恶等	燥湿化痰，健脾除湿	梅尼埃病，原发性高血压，神经性眩晕，耳石症；癫痫，面神经瘫痪，帕金森病，早期缺血性脑卒中，中风后遗症；阿尔茨海默病，血管性痴呆等	《医学心悟》半夏天麻白术汤	半夏：3~9g；天麻：3~10g

续表

证	药对	症状	功效	应用	方源	剂量
痰饮病证→湿痰寒痰证	半夏与黄芩	湿痰咳嗽或热痰咳嗽，痰黄黏稠，胸膈满闷等	清热化痰	病毒性肺炎，慢性支气管炎，哮喘，胸膜炎；反流性食管炎、贲门炎、慢性胃炎，胃溃疡；肠易激综合征，慢性结肠炎；胆囊炎，慢性肝炎，脂肪肝，肝硬化，急慢性胰腺炎；糖尿病，糖尿病性胃轻瘫；高尿酸血症，痛风；高脂血症，冠心病，不稳定型心绞痛，梅尼埃病，神经性呕吐等	《袖珍方》黄芩半夏丸	半夏：3~9g；黄芩：3~10g
	胆南星与石菖蒲	癫痫，癫狂，眩晕，不寐，跌打损伤等	化痰开窍	出血性脑卒中，中风后遗症；精神分裂症，神经衰弱，焦虑症，抑郁症失眠；梅尼埃病，颈椎病；阿尔茨海默病，血管性痴呆，帕金森病；高脂血症，肥胖症；神经性耳鸣等	《永类钤方》解语丹	胆南星：3~6g；石菖蒲：3~10g
	胆南星与天竺黄	风痰壅盛，痰咳惊痫，中风神昏，癫痫抽搐等	清热化痰，祛风止痉	缺血性脑卒中，出血性脑卒中；血管性痴呆，阿尔茨海默病；帕金森病，面神经瘫痪；精神分裂症，焦虑症属痰热证等	《仁术便览》抱龙丸	胆南星：3~6g；天竺黄：3~9g
湿痰寒痰证	白附子与僵蚕	风痰阻于头面经络，口眼㖞斜，偏头痛等	化痰通络，祛风止痉	面神经瘫痪，脑动脉硬化症，中风偏瘫；三叉神经痛，血管神经性头痛；帕金森病，癫痫，儿童多动症，破伤风角弓反张等	《杨氏家藏方》牵正散	白附子：3~6g；僵蚕：5~10g
	白附子与天麻	风痰阻络，惊风抽搐，口眼㖞斜，喉间痰鸣，小儿腹泻等	化痰通络，祛风止痉	慢性脑供血不足，血管性痴呆，缺血性脑卒中，面神经瘫痪；三叉神经痛，血管神经性头痛；癫痫，帕金森病，儿童多动症，破伤风角弓反张；颈椎病，梅尼埃病；骨质增生硬化等	《永类钤方》解语丹；《中医治法与方剂》白附天麻汤	白附子：3~6g；天麻：3~10g

证	药对	症状	功效	应用	方源	剂量
湿痰寒痰证	细辛与五味子	寒饮咳嗽，痰多清稀色白等	温肺化饮，敛肺止咳	感冒咳嗽，慢性支气管炎，过敏性哮喘，间质性肺炎，渗出性胸膜炎；变应性鼻炎，鼻窦炎；血管神经性头痛，三叉神经痛等	《太平惠民和剂局方》细辛五味子汤	细辛：1~3g；五味子：2~6g
痰饮病证→痰阻胸中／热痰病证	瓜蒌与薤白	痰浊阻胸，胸阳不宣之胸痹，胸背痛等	化痰行气，通阳散结	窦性心律失常，冠心病，不稳定型心绞痛，急性心肌梗死合并左心衰竭，慢性心功能不全；肋间神经痛，胸肋损伤；慢性支气管炎，渗出性胸膜炎；糖尿病并发无症状性心肌缺血，代谢综合征等	《金匮要略》瓜蒌薤白桂枝汤	瓜蒌：9~15g；薤白：5~10g
	枳实与薤白	痰气互结，胸阳不振之胸痹痛，或胸痛彻背，喘息咳唾；胃石症等	通阳散结，行气化痰	心脏神经症，心动过缓，冠心病，不稳定型心绞痛，慢性心力衰竭；肋间神经痛，非化脓性肋软骨炎；反流性食管炎，胆汁反流性胃炎，功能性消化不良；慢性胆囊炎，胆道蛔虫症；慢性支气管炎，支气管哮喘，渗出性胸膜炎，肺栓塞；高血压，糖尿病并发无症状性心肌缺血，代谢综合征；带状疱疹，荨麻疹等	《金匮要略》枳实薤白桂枝汤	枳实：3~10g；薤白：5~10g
	瓜蒌与海蛤壳	痰饮胸痹心痛，痰火咳痰黄稠黏，胸胁满痛等	清热化痰	慢性咽炎，慢性支气管炎，支气管扩张，大叶性肺炎，肺气肿，肺脓肿，结核性胸膜炎；冠心病等	《丹溪心法》海蛤丸	瓜蒌：9~15g；海蛤壳：6~15g
	浙贝母与夏枯草	瘰疬，瘿瘤，痈疮肿毒，乳痈等	清热化痰，散结软坚	颈淋巴结结核，慢性淋巴结炎，甲状腺腺瘤，单纯性甲状腺肿；乳腺增生，乳腺纤维腺瘤；血管瘤，脂肪瘤等	《千家妙方》甲瘤汤	浙贝母：5~10g；夏枯草：9~15g

证	药对	症状	功效	应用	方源	剂量
痰饮病证↓痰阻胸中／热痰病证	旋覆花与胆南星	顽痰咳嗽，胸膈胀闷，痰滞经络肢体麻木等	清肺化痰，祛风通络	肺炎，哮喘；神经症，癫痫，精神分裂症，抑郁症；面神经瘫痪，中风肢体麻木等	《施今墨对药临床经验集》载此药对	旋覆花：3~9g；胆南星：3~6g
	竹茹与陈皮	痰热互结烦闷呕吐，痰湿咳嗽；呃逆，妊娠恶阻等	清热化痰，行气和胃	急慢性支气管炎，支气管哮喘，支气管肺炎，冠心病，心绞痛；反流性食管炎，慢性胃炎，胆汁反流性胃炎，呃逆，幽门梗阻、腹部术后呕逆，糖尿病性胃轻瘫；慢性胆囊炎，慢性肝炎；结肠炎等	《金匮要略》橘皮竹茹汤；《温病条辨》新制橘皮竹茹汤	竹茹：5~10g；陈皮：3~10g
	竹茹与芦根	痰热互结胃热呕吐，口臭烦渴等	清热化痰，清胃止呕	慢性胃炎，胆汁反流性胃炎，胃溃疡，妊娠呕吐；糖尿病，干燥综合征；胆囊炎，乙型肝炎等	《千金要方》竹茹芦根茶	竹茹：5~10g；芦根：15~30g
痰饮病证↓痰滞经络／热痰病证	竹沥与鱼腥草	痰热咳嗽量多色黄黏稠，痰鸣等	清热化痰止咳	慢性支气管炎，支气管扩张，支气管哮喘；肺炎，肺脓肿，肺气肿，肺结核，肺癌，上呼吸道感染，肺源性心脏病等	《中华人民共和国卫生部药品标准》祛痰灵口服液	竹沥：30~50g；鱼腥草：15~25g
	竹沥与半夏	寒热错杂咳嗽；湿热痰蒙清窍，神烦昏谵等	化痰止咳、通窍	上呼吸道感染，慢性支气管炎，支气管扩张，肺炎，慢性肺源性心脏病；精神分裂症，癫痫，帕金森病；流行性乙型脑炎，出血性脑卒中等	《广温热论》加减半夏泻心汤	竹沥：30~50g；半夏：3~9g
	桔梗与甘草	肺痈，咳吐脓唾腥臭，胸痛等	祛痰排脓	急慢性咽炎，化脓性扁桃体炎，咽喉炎，急性会厌炎，声带小结；支气管炎，哮喘，肺脓肿，病毒性肺炎，大叶性肺炎，肺纤维化；胸膜炎，肋间神经痛；口腔溃疡，白塞综合征等	《金匮要略》桔梗汤	桔梗：3~10g；甘草：2~10g

续表

证	药对	症状	功效	应用	方源	剂量
痰饮病证→痰滞经络/热痰病证	桔梗与浙贝母	肺热咳嗽，痰黄难咯；肺痈咳喘胸痛，吐脓等	祛痰止咳，清肺排脓	上呼吸道感染，慢性咽喉炎；慢性支气管炎，肺气肿，支气管哮喘，病毒性肺炎，肺脓肿，肺结核，特发性肺纤维化；鼻炎，化脓性鼻窦炎；甲状腺炎，甲状腺瘤等	《医学心悟》贝母瓜蒌散	桔梗：3~10g；浙贝母：5~10g
	枳壳与半夏	痰气壅滞之咳嗽痰喘，胸痹痞满闷痛等	宣肺祛痰，利气宽胸	急慢性支气管炎，支气管扩张，病毒性肺炎，大叶性肺炎，肺纤维化，肺气肿；高脂血症，动脉粥样硬化，冠心病；胸膜炎，肋间神经痛；呃逆，神经性呕吐；慢性胃炎，反流性食管炎；慢性胆囊炎，胆石症；肝炎，肝硬化等	《普济方》《世医得效方》枳壳半夏汤	枳壳：3~10g；半夏：3~9g
	昆布与海藻	痰阻经络之瘿瘤，瘰疬，痰核等	消痰软坚散结	甲状腺炎，甲状腺瘤，甲状腺结节，颈淋巴结结核，淋巴瘤；乳腺小叶增生，乳腺纤维腺瘤；皮下脂肪瘤等	《证治准绳》二海丸	昆布：6~12g；海藻：6~12g
	海藻与海蛤壳	痰火咳嗽，痰结胸满，瘿瘤，瘰疬等	清热化痰，软坚散结	慢性支气管炎，支气管扩张；甲状腺肿大，甲状腺结节，淋巴结结核；皮下脂肪瘤等	《圣济总录》海蛤散	海藻：6~12g；海蛤壳：6~15g
	玄参与浙贝母	肝火郁结，灼津为痰之瘰疬初起，痰核等	清热滋阴，化痰散结	颈淋巴结结核，颌下淋巴结结核，股淋巴结结核，肺结核；甲状腺结节，单纯性甲状腺肿，甲状腺功能亢进；扁桃体炎，慢性咽炎；乳腺增生，乳腺炎，乳腺纤维腺瘤；前列腺炎，前列腺增生，睾丸炎；腮腺炎，舌下腺囊肿；渗出性关节炎，扁平疣；卵巢囊肿等	《医学心悟》消瘰丸	玄参：9~15g；浙贝母：5~10g

第九章 咳喘之证

一、基本概念

咳喘是肺系疾病的主要症状，有外感内伤之别，病因有寒热虚实之分。咳喘与痰密切相关，互为因果，咳喘每多夹痰，痰也往往导致咳喘。

咳嗽，前人认为有声无痰为咳，无声有痰为嗽，有声有痰为咳嗽，均由多种因素引起肺失宣降，肺气上逆所致。中医通常需辨证，因而咳喘之证多由病因不同，兼症各异。

喘，气喘、喘息，是以呼吸困难，甚则张口抬肩，鼻煽，不能平卧等为主要临床特征的一种病证。

二、证型分类

咳喘之证的分类及辨证要点，如表9-1所示。

表9-1　咳喘之证的分类及辨证要点

<table>
<tr><th colspan="3">类型</th><th>辨证要点</th></tr>
<tr><td rowspan="9">咳喘之证</td><td rowspan="7">咳嗽</td><td>风寒犯肺</td><td>早期咽痒作咳而咳嗽声重，气急，咯痰清稀呈泡沫状，或鼻塞流清涕，苔薄白，脉浮</td></tr>
<tr><td>风热犯肺</td><td>咳嗽痰黄而稠，气粗，或咽痛，口渴，或流黄涕，苔薄黄，脉浮数</td></tr>
<tr><td>燥邪伤肺</td><td>干咳无痰或少痰，鼻咽干燥，舌红干少津，脉数</td></tr>
<tr><td>痰湿蕴肺</td><td>咳声重浊，胸闷气憋，痰多色白黏稠，苔白腻，脉濡滑</td></tr>
<tr><td>痰热郁肺</td><td>咯痰黄稠，胸闷气促，舌苔黄腻，脉滑数</td></tr>
<tr><td>肝火犯肺</td><td>气逆咳嗽，咳引胁痛，苔黄少津，脉弦数</td></tr>
<tr><td>肺阴亏耗</td><td>干咳无痰，或见咯血，舌红少苔，脉细数</td></tr>
<tr><td rowspan="2">喘息</td><td colspan="2">喘促短气，呼吸困难，甚至张口抬肩，鼻翼翕动，不能平卧，口唇发绀为特征</td></tr>
<tr><td colspan="2">多有慢性咳嗽、哮病、肺痨、心悸等病史，每遇外感及劳累而诱发</td></tr>
</table>

续表

类型		辨证要点
组方选药及其药理作用	选药	针对咳喘之证,依据病因,以止咳平喘药为主,常与化痰药配伍组方
	药理作用	依据咳喘之证的辨证要点,药物通过止咳、平喘、祛痰、抗炎、抗过敏、抗心律失常等作用可缓解症状;抗病原微生物作用可对因治疗

三、常用药对

主治咳喘之证的常用药对,如表9-2所示。

表9-2 用于咳喘之证的药对

证	药对	症状	功效	应用	方源	剂量
咳喘之证	苦杏仁与桔梗	外感咳嗽痰多,流涕等	祛痰止咳	急慢性咽炎、喉炎;流行性感冒,上呼吸道感染;急慢性气管炎,支气管扩张,支气管哮喘,大叶性肺炎,肺脓肿,肺纤维化,肺癌,慢性肺源性心脏病;脂溢性脱发,神经性脱发;反流性食管炎等	《施今墨对药临床经验集》含此药对	苦杏仁:5~10g;桔梗:3~10g
	苦杏仁与甘草	肺失宣降之咳喘气急,咽喉疼痛等	降气平喘,祛痰止咳	流行性感冒,急慢性上呼吸道感染,慢性支气管炎,支气管哮喘急性发作,支气管扩张;新型冠状病毒感染,慢性阻塞性肺疾病;急慢性咽炎,变应性鼻炎;面部色斑,湿疹等	《太平惠民和剂局方》三拗汤	苦杏仁:5~10g;甘草:2~10g
	苦杏仁与石膏	邪热壅肺,发热喘急,烦渴,汗出,苔黄,脉数等	清泻肺热,止咳平喘	流行性感冒,上呼吸道感染,猩红热,白喉,大叶性肺炎,病毒性肺炎,麻疹肺炎,肺结核,肺脓肿,肺癌,百日咳;急慢性支气管炎,过敏性哮喘;鼻窦炎,荨麻疹,遗尿等	《伤寒论》麻杏甘石汤	苦杏仁:5~10g;石膏:15~60g

续表

证	药对	症状	功效	应用	方源	剂量
咳喘之证	苦杏仁与细辛	肺寒咳嗽，喘息，胸闷，或颜面肢体浮肿等	温肺散寒，止咳平喘	急性上呼吸道感染，风寒感冒；慢性阻塞性肺疾病，过敏性哮喘，急慢性支气管炎，支气管扩张；变应性鼻炎，鼻窦炎等	《普济方》苓甘味姜辛夏仁汤	苦杏仁：5~10g；细辛：1~3g
	苦杏仁与桑叶	外感温燥，身热不甚，咽干鼻燥，干咳无痰等	清宣温燥，润肺止咳	上呼吸道感染，流行性感冒，慢性咽炎；急慢性支气管炎，支气管扩张咯血，支原体肺炎，大叶性肺炎，肺纤维化，肺脓肿，百日咳；糖尿病，干燥综合征等	《温病条辨》桑杏汤	苦杏仁：5~10g；桑叶：5~10g
	苦杏仁与桃仁	上气喘急，大便燥结等	止咳平喘，润肠通便	支气管炎哮喘，慢性阻塞性肺疾病，新型冠状病毒感染，肺脓肿，肺间质纤维化，肺结核，肺癌，肺源性心脏病；反流性食管炎，顽固性便秘等	《圣济总录》双仁丸	苦杏仁：5~10g；桃仁：5~10g
	苦杏仁与紫苏子	久咳，痰壅肺窍，喘咳不得卧等	止咳平喘，降气化痰	慢性支气管炎，支气管哮喘，变应性鼻炎；支原体肺炎，病毒性肺炎，肺间质纤维化；习惯性便秘等	《滇南本草》苏子散	苦杏仁：5~10g；紫苏子：3~10g
	苦杏仁与葶苈子	咳嗽，气喘，水肿等	泻肺平喘止咳	急慢性气管炎，过敏性哮喘；病毒性肺炎，支原体肺炎，肺脓肿，慢性阻塞性肺疾病，肺间质纤维化，肺结核，肺源性心脏病；特异性皮炎等	《肘后备急方》葶苈散	苦杏仁：5~10g；葶苈子：3~10g
	桑白皮与地骨皮	肺热喘咳气急，皮肤蒸热，日晡尤甚，舌红苔黄等	清热泻肺，止咳平喘	流行性感冒，小儿麻疹初期；大叶性肺炎，病毒性肺炎，间质性肺炎，肺心病，胸膜炎，急性支气管炎，咳嗽变异性哮喘；传染性结膜炎，巩膜炎，唇炎；湿疹，急慢性荨麻疹，痱子；糖尿病等	《小儿药证直觉》泻白散	桑白皮：6~12g；地骨皮：9~15g

续表

证	药对	症状	功效	应用	方源	剂量
咳喘之证	桑白皮与黄芩	肺热壅盛,气逆喘促,咯痰黄稠等	清热泻肺,平喘止咳	上呼吸道感染,慢性咽炎;急慢性支气管炎,支气管扩张,支气管哮喘;大叶性肺炎,病毒性肺炎,间质性肺炎,慢性肺源性心脏病;肺结核,胸膜炎;特发性膜性肾病,糖尿病肾病;变应性鼻炎,鼻息肉,急性病毒性结膜炎;痤疮,过敏性皮炎等	《症因脉治》黄芩泻白散	桑白皮:6~12g;黄芩:3~10g
	葶苈子与桑白皮	肺痈咳嗽,上喘气急,不得卧,涕唾稠黏,水肿等	泻肺止咳平喘	支气管扩张,支气管哮喘,咳嗽变异性哮喘,百日咳;麻疹肺炎,支原体肺炎,大叶性肺炎,肺水肿,渗出性胸膜炎,肺脓肿;肺心病急性发作,慢性肺源性心脏病心力衰竭,高血压合并心力衰竭;急性肾炎,糖尿病肾病,肾病综合征等	《普济方》葶苈汤	葶苈子:3~10g;桑白皮:6~12g
	葶苈子与大黄	气喘咳嗽,大小便难等	泻肺平喘,利水通便	慢性支气管炎,支气管扩张;病毒性肺炎,肺气肿,胸腔积液,心包积液;肺源性心脏病心力衰竭,心源性水肿;肝硬化腹水,肾炎性水肿;胃肠神经症,幽门梗阻;原发性不孕症,痰饮经闭;嗜睡等	《金匮要略》己椒苈黄丸;《普济方》大黄葶苈丸	葶苈子:3~10g;大黄:3~15g
	葶苈子与半夏	喘咳气急,咳吐白痰等	泻肺平喘,祛痰止咳	急慢性支气管炎,支气管扩张,过敏性哮喘,百日咳;新型冠状病毒感染,慢性阻塞性肺疾病;结核性渗出性胸膜炎,胸腔积液;肺源性心脏病,慢性心力衰竭;变应性鼻炎等	《杨氏家藏方》葶苈散	葶苈子:3~10g;半夏:3~9g

证	药对	症状	功效	应用	方源	剂量
咳喘之证	枇杷叶与芦根	热病伤津之烦躁,咳嗽,呕吐,呃逆等	清肺止咳,和胃止呕	流行性感冒,上呼吸道感染,慢性咽炎;慢性支气管炎,支气管扩张;病毒性肺炎,间质性肺炎;反流性食管炎,萎缩性胃炎,胃及十二指肠溃疡等	《中国药膳大典》枇杷芦根饮	枇杷叶:6~10g;芦根:15~30g
	枇杷叶与桔梗	肺热咳嗽,痰鸣呛咳等	祛痰止咳平喘	慢性咽炎,扁桃体炎;急慢性支气管炎,支气管扩张,支气管哮喘,百日咳;病毒性肺炎,大叶性肺炎,间质性肺炎,肺结核,肺脓肿;慢性鼻炎等	《症因脉治》清肺饮	枇杷叶:6~10g;桔梗:3~10g
	川贝母与瓜蒌	燥痰咳嗽,咯痰不爽;咽喉干燥哽痛等	清热化痰,润肺止咳	慢性咽炎,颈淋巴结肿大;慢性支气管炎,支气管扩张,支气管哮喘,百日咳;病毒性肺炎,大叶性肺炎,肺脓肿,肺结核,结核性胸膜炎,脓胸;冠心病,心绞痛等	《医学心悟》贝母瓜蒌散	川贝母:3~10g;瓜蒌:9~15g
	川贝母与桔梗	风寒咳嗽,喘急不愈;咽喉不利等	祛痰止嗽	扁桃体炎,慢性咽炎,喉源性咳嗽;慢性支气管炎,支气管扩张,支气管哮喘,百日咳;放射性肺炎,支原体肺炎,肺结核,肺纤维化,肺脓肿;胸膜炎,心包积液等	《圣惠方》贝桔茶	川贝母:3~10g;桔梗:3~10g
	川贝母与知母	肺热燥咳,咳喘气急,肺虚痨热等	清热化痰,润肺止咳	上呼吸道感染,急慢性咽炎;急慢性支气管炎,支气管扩张,支气管哮喘,百日咳;肺炎,肺脓肿,肺结核,特发性肺纤维化,胸腔积液;干燥综合征等	《太平惠民和剂局方》《证治准绳》二母散	川贝母:3~10g;知母:6~12g

续表

证	药对	症状	功效	应用	方源	剂量
咳喘之证	川贝母与苦杏仁	咽喉中干，肺热咳嗽多痰等	润肺化痰，止咳平喘	慢性咽炎，上呼吸道感染；慢性支气管炎，支气管哮喘，支气管扩张，百日咳；支原体肺炎，间质性肺炎，肺纤维化，肺气肿，肺脓肿，肺结核，胸膜炎，肺源性心脏病等	《圣济总录》贝杏甘茶	川贝母：3~10g；苦杏仁：5~10g
	川贝母与枇杷叶	风热咳嗽咽痒，肺热咳嗽痰黄等	清热化痰，宣肺止咳	慢性咽炎，上呼吸道感染；急慢性支气管炎，支气管扩张，支气管哮喘，百日咳；间质性肺炎，支气管肺炎等	《中药制剂手册》川贝枇杷露	川贝母：3~10g；枇杷叶：6~10g
	百部与川贝母	小儿咳嗽发热等	清肺润肺止咳	咽喉炎，上呼吸道感染；慢性支气管炎，支气管扩张，百日咳；间质性肺炎，肺结核，渗出性胸膜炎等	《太平圣惠方》百部散	百部：3~9g；川贝母：3~10g
	百部与麦冬	久咳津伤致肺痿，肺痨，肺痈等	养阴润肺止咳	慢性咽炎，慢性支气管炎，支气管扩张，咳嗽变异性哮喘，百日咳；病毒性肺炎，间质性肺炎，肺结核，胸膜炎等	《本草汇言》百部汤	百部：3~9g；麦冬：6~12g
	紫菀与款冬花	多种原因致咳嗽气喘，咳痰不爽等	润肺化痰，降气止咳	上呼吸道感染，急慢性支气管炎，支气管哮喘，支气管扩张，百日咳；病毒性肺炎，支原体肺炎，肺间质纤维化等	《御药院方》款冬花散	紫菀：5~10g；款冬花：5~10g
	紫菀与桑白皮	咳嗽气逆有痰，胸膈满闷；胸痹等	降气祛痰，清肺润肺	上呼吸道感染，预防流行性感冒；慢性支气管炎，支气管哮喘，咳嗽变异性哮喘，支气管扩张；支原体肺炎，间质性肺炎，肺气肿，肺纤维化，肺结核，结核性胸膜炎等	《医方论》紫菀汤	紫菀：5~10g；桑白皮：6~12g

证	药对	症状	功效	应用	方源	剂量
咳喘之证	紫菀与桔梗	久咳不止，肺痿劳嗽，肺痈咳吐脓血等	祛痰排脓，降气止咳	流行性感冒，慢性咽炎；支气管炎，支气管扩张，百日咳；病毒性肺炎，支原体肺炎，间质性肺炎，肺脓肿，肺纤维化，肺结核，胸膜炎；肝硬化等	《伤寒保命集》紫菀汤	紫菀：5~10g；桔梗：3~10g
	款冬花与百合	秋冬咳嗽，咽喉干燥，久咳不愈等	润肺止咳	慢性支气管炎，支气管扩张，支气管哮喘；间质性肺炎，肺结核，肺纤维化等	《济生方》款冬百合茶	款冬花：5~10g；百合：6~12g
	紫苏子与白芥子、莱菔子	咳嗽喘逆，痰多胸痞，食少难消等	温肺化痰，降气消食	慢性咽炎，顽固性咳嗽，急慢性支气管炎，支气管哮喘；支原体肺炎，间质性肺炎，肺气肿，肺源性心脏病；胸腔积液，气胸；慢性心力衰竭，高脂血症，阻塞性睡眠呼吸暂停综合征；乳腺增生，脂肪瘤，扁平疣；分泌性中耳炎等	《韩氏医通》三子养亲汤	紫苏子：3~10g；白芥子：3~9g；莱菔子：5~12g
	紫苏子与半夏、厚朴	痰涎壅盛之咳喘短气，痰白胸闷，肢体浮肿等	祛痰降气，止咳平喘	慢性咽炎，扁桃体炎，慢性支气管炎，支气管哮喘；肺源性心脏病，肺气肿；胆汁反流性胃炎，反流性食管炎；风湿性心脏病，慢性心力衰竭；急性肠炎，顽固性便秘等	《太平惠民和剂局方》苏子降气汤	紫苏子：3~10g；半夏：3~9g；厚朴：3~10g

第十章 气 滞 证

一、基本概念

气滞证是指人体某一脏腑或某一部位气机阻滞，运行不畅所引起的一种证候。以各部位呈现"胀、满、闷、窜痛不定"为特点，常见胸、胁、脘腹胀闷疼痛，时轻时重，走窜不定，胀痛常随太息、嗳气、肠鸣、矢气而减，脉弦等为主要表现。

二、证型分类

气滞证因气机阻滞脏腑部位不同，其兼有症状各异。分类及辨证要点如表10-1所示。

表 10-1 气滞证的分类及辨证要点

类型		辨证要点
气滞证	脾胃气滞	脘腹胀痛，嗳气吞酸，不思饮食，恶心呕吐，大便秘结或泻痢不爽等
	肝郁气滞	胁肋胀痛，情志不舒，善太息，乳房胀痛，疝气疼痛，月经不调，痛经，经闭等
	痰阻心脉	痰阻胸中心脉致胸痹之胸闷心痛，体胖多痰，身体困重，面色暗，舌淡紫，苔腻或滑，脉滑等（见第八章痰饮病证常用药对）
	肺气上逆	多因感受外邪或痰浊壅滞，使肺气不得宣发肃降，上逆而发喘咳（见第九章咳喘之证常用药对）
组方选药及其药理作用	选药	针对气滞证，以选择理气（行气）药为主，并依据病位、病机，合理选药组方
	药理作用	依据气滞证的辨证要点，药物通过调节胃肠运动、调节消化液分泌、抗溃疡、保肝利胆、调节子宫平滑肌收缩性、松弛支气管平滑肌、抗炎、强心调节血压等作用可缓解症状

三、常用药对

主治气滞证的常用药对,如表 10-2 用于胃肠及胸中气滞证的药对、表 10-3 用于肝郁气滞证的药对所示。

表 10-2　用于胃肠及胸中气滞证的药对

证	药对	症状	功效	应用	方源	剂量
胃肠气滞／胸中气滞	木香与砂仁	脘腹痞闷,食欲缺乏,大便溏软等	行气健脾,消食开胃	功能性消化不良,反流性食管炎,慢性胃炎,胃溃疡;慢性肠炎,肠易激综合征,溃疡性结肠炎,慢性阑尾炎;慢性胆囊炎,胆石症,病毒性肝炎,脂肪肝,肝硬化;冠心病心绞痛,高脂血症;孕吐等	《景岳全书》香砂枳术丸	木香:3~6g;砂仁:3~6g
	木香与郁金	气、血、热饮、老痰痹阻之胸痛等	行气解郁,活血止痛	冠状动脉粥样硬化,冠心病心绞痛;慢性胃炎,胃溃疡;急慢性胆囊炎,胆石症,脂肪肝,肝硬化,顽固性肋间神经痛;肠易激综合征,溃疡性结肠炎;子宫内膜异位症,子宫肌瘤,慢性盆腔炎;乳腺小叶增生等	《医宗金鉴》颠倒木金散	木香:3~6g;郁金:3~10g
	木香与白术	腹痛,呕吐,食少等	补气健脾,行气止痛	消化不良,反流性食管炎,胆汁反流性胃炎,胃及十二指肠溃疡;慢性细菌性痢疾,阿米巴痢疾,克罗恩病,肠易激综合征,溃疡性结肠炎;胆囊炎,胆石症,脂肪肝,慢性肝炎,早期肝硬化等	《保命集》木香白术散	木香:3~6g;白术:6~12g
	木香与延胡索	胃寒胃脘疼痛,跌打损伤疼痛等	行气止痛	胃肠神经症,胃溃疡;胆囊炎,胆石症,肝炎,肝硬化,脂肪肝;溃疡性结肠炎,肠易激综合征;急性软组织损伤,骨折早期;慢性盆腔炎,子宫内膜异位症等	《青囊秘传》胃灵丹	木香:3~6g;延胡索:3~10g

续表

证	药对	症状	功效	应用	方源	剂量
胃肠气滞／胸中气滞	木香与槟榔	脘腹胀满，胃气移痛兼虫积等	行气导滞	消化不良，慢性胃炎，胃肠神经症，糖尿病性胃轻瘫；急性肠炎，急性细菌性痢疾，克罗恩病，肠易激综合征，结肠直肠狭窄，蛔虫性、粘连性肠梗阻，习惯性便秘；急慢性胆囊炎，肝炎，肝硬化；支气管哮喘，脑出血急性期等	《仙拈集》香槟散	木香：3~6g；槟榔：3~10g
	枳实与白芍	胃脘胀痛，胁肋胀闷，产后腹痛，烦满不得卧等	行气消积，活血止痛	反流性食管炎，胆汁反流性胃炎，胃及十二指肠溃疡，糖尿病性胃轻瘫，胃肠痉挛疼痛；肠易激综合征，溃疡性结肠炎；胆囊炎，胆石症，脂肪肝，肝炎，肝硬化；支气管哮喘，急慢性支气管炎；子宫内膜异位症，子宫腺肌病，经前期综合征，产后腹痛，子宫肌瘤；带状疱疹，失眠等	《金匮要略》枳实芍药散	枳实：3~10g；白芍：6~15g
	枳实与竹茹	胃热夹痰气逆，恶心呕吐，胸脘满闷，胆怯，心悸等	清胃利胆，行气消积	反流性食管炎，胆汁反流性胃炎，胃溃疡，糖尿病性胃轻瘫；慢性溃疡性结肠炎，肠易激综合征；慢性胆囊炎，胆石症，脂肪肝，肝炎；梅尼埃病，颈椎病；神经症，焦虑症，抑郁症，精神分裂症，癫痫属痰火扰心证；冠心病心绞痛等	《施今墨对药临床经验集》含此药对	枳实：3~10g；竹茹：5~10g

续表

证	药对	症状	功效	应用	方源	剂量
胃肠气滞 / 胸中气滞	枳实与厚朴	实热内积，气滞不行，腹部胀满疼痛，大便不通等	行气消积导滞	功能性消化不良，反流性食管炎，胆汁反流性胃炎，慢性萎缩性胃炎；功能性胃轻瘫；机械性和麻痹性肠梗阻，术后肠麻痹，肠易激综合征，溃疡性结肠炎；胆囊炎，胆石症，肝炎，肝硬化；慢性盆腔炎，子宫腺肌病，子宫肌瘤等	《金匮要略》厚朴三物汤；《家塾方》枳实厚朴汤	枳实：3~10g；厚朴：3~10g
	枳实与郁金	胁肋胀痛、刺痛，心下逆满，食后不消等	疏肝解郁，行气止痛	胆囊炎，胆石症，脂肪肝，肝炎，肝硬化，肋间神经痛；胆汁反流性胃炎，慢性萎缩性胃炎，糖尿病性胃轻瘫；肠易激综合征，溃疡性结肠炎；抑郁症，精神分裂症，癫痫，冠心病心绞痛，高脂血症等	《实用中药配伍应用大全》含此药对	枳实：3~10g；郁金：3~10g
	枳实与瓜蒌	胸痹痞满疼痛，咳喘痰黄稠难咯等	化痰消痞，宽胸散结	反流性食管炎，胆汁反流性胃炎，慢性萎缩性胃炎；慢性支气管炎，支气管哮喘，肺心病，冠心病，心绞痛；胆囊炎，胆石症，肋间神经痛，抑郁症，精神分裂症等	《金匮要略》枳实薤白桂枝汤	枳实：3~10g；瓜蒌：9~15g
	枳实与桂枝、生姜	胸痹心痛，心下痞闷而痛，呕吐，苔白，脉弦等	行气消痞，温阳化气	慢性胃炎，胃下垂，慢性胰腺炎，神经性呕吐，急性胃肠炎，胃痉挛；高脂血症，冠心病，心绞痛，肺源性心脏病，心律不齐，风湿性心脏病；支气管炎，支气管哮喘，肺气肿；胆囊炎，胆石症，慢性肝炎；肋间神经痛，神经性头痛；前列腺炎，膀胱炎等	《金匮要略》桂枝生姜枳实汤	枳实：3~10g；桂枝：3~10g；生姜：3~10g

证	药对	症状	功效	应用	方源	剂量
胃肠气滞／胸中气滞	陈皮与木香	脾胃气机呆滞，脘腹胀满，纳呆，吐泻等	行气止痛，调中和胃	消化不良，反流性食管炎，胆汁反流性胃炎，慢性萎缩性胃炎，胃溃疡；胆囊炎，胆石症，脂肪肝，慢性病毒性肝炎，肝硬化；肠易激综合征，溃疡性结肠炎；高脂血症，冠心病，心绞痛等	《杨氏家藏方》木香橘皮丸	陈皮：3~10g；木香：3~6g
	陈皮与生姜	胃气上逆呕吐，噫气，手足厥冷等	健脾和胃，降逆止呕	消化不良，反流性食管炎，胆汁反流性胃炎，神经性呕吐，孕吐，顽固性呃逆；流行性感冒，胃肠型感冒；急慢性支气管炎，支气管哮喘，肺炎；高脂血症，动脉粥样硬化，冠心病；胆囊炎，肝硬化；痛风等	《金匮要略》橘皮汤	陈皮：3~10g；生姜：3~10g
	陈皮与枳实	胸痹，呼吸短促，心下痞满，呕吐哕逆等	行气消痞，理气宽胸	消化不良，反流性食管炎，胆汁反流性胃炎，慢性萎缩性胃炎，胃及十二指肠溃疡；胆囊炎，胆石症，脂肪肝，慢性肝炎，肝硬化，肋间神经痛；高脂血症，冠心病，心绞痛，慢性支气管炎，幼儿哮喘，肺气肿，慢性肺源性心脏病等	《金匮要略》橘皮枳实生姜汤	陈皮：3~10g；枳实：3~10g
	陈皮与青皮	肝胃气滞之两胁胀痛，胸腹满闷等	疏肝止痛，行气散结	功能性消化不良，慢性胃炎，急慢性肠炎；慢性胆囊炎，胆石症，脂肪肝，急慢性肝炎，肝硬化，肋间神经痛；急性乳腺炎，乳腺小叶增生，经前期综合征等	《圣济总录》橘皮丸	陈皮：3~10g；青皮：3~10g
	沉香与半夏	胸膈胀闷，咳喘气逆，心下痞满，不思饮食，脉弦等	行气降逆，调中止痛	慢性阻塞性肺疾病，支气管哮喘；冠心病，心绞痛；功能性消化不良，慢性胃炎，胃及十二指肠溃疡，顽固性呃逆；溃疡性结肠炎，蛔虫性肠梗阻，急性胰腺炎，	《张氏医通》沉香化痰丸	沉香：1~5g；半夏：3~9g

证	药对	症状	功效	应用	方源	剂量
				肝硬化,脂肪肝;慢性前列腺炎,尿潴留;乳腺增生,子宫肌瘤;癫痫,抑郁症等		
	沉香与香附	胸膈痞塞,心腹胀满,喘促短气,干哕烦满等	行气消痞	功能性消化不良,胆汁反流性胃炎,慢性萎缩性胃炎,胃及十二指肠溃疡;肠易激综合征,结肠炎;胆囊炎,慢性胰腺炎;冠心病,心绞痛,心律不齐;乳腺增生,甲状腺肿大,抑郁症,精神分裂症等	《太平惠民和剂局方》沉香香附茶	沉香:1~5g;香附:6~10g
胃肠气滞/胸中气滞	沉香与木香	脘腹胀痛,呕吐呃逆,腹胀气喘等	调中理气	功能性消化不良,反流性食管炎,急慢性胃肠炎,胃窦炎,胆汁反流性胃炎,胃及十二指肠溃疡;慢性结肠炎,肠易激综合征;胆囊炎,胆石症,脂肪肝,肝硬化;慢性支气管炎,支气管哮喘;冠心病,心绞痛,心律不齐,高脂血症等	《济阳纲目》二香散	沉香:1~5g;木香:3~6g
	沉香与陈皮	脘腹闷满,胀痛不舒,咳嗽气短等	行气调中	功能性消化不良,慢性胃炎,胃肠神经症,胃及十二指肠溃疡;慢性肠炎,便秘型肠易激综合征;胆囊炎,肝炎,肝硬化;慢性阻塞性肺疾病,慢性肺源性心脏病等	《鸡峰普济方》沉香丸	沉香:1~5g;陈皮:3~10g
	荔枝核与川楝子	肝胃气滞,胃脘久痛,疝气肿痛,少腹疼痛,痛经等	行气止痛	慢性胃炎,消化性溃疡;胆囊炎,肋间神经痛;慢性肠炎,过敏性结肠炎;睾丸炎,附睾炎,睾丸鞘膜积液,缩睾症;慢性盆腔炎,子宫肌瘤,乳腺增生等	《证治准绳》荔枝散	荔枝核:5~10g;川楝子:5~10g

表 10-3　用于肝郁气滞证的药对

证	药对	症状	功效	应用	方源	剂量
肝郁气滞证	香附与柴胡	胁肋疼痛，胸闷善太息，情志抑郁，易怒，脘腹胀满等	疏肝解郁，行气止痛	慢性萎缩性胃炎，胆汁反流性胃炎，胃肠神经症，胃及十二指肠溃疡；肠易激综合征，慢性结肠炎；胆囊炎，胆石症，脂肪肝，慢性肝炎，肝硬化，肋间神经痛；卵巢早衰，功能失调性子宫出血，子宫腺肌病，子宫内膜异位症，子宫肌瘤，盆腔炎，卵巢囊肿，多囊卵巢综合征，乳腺增生，乳腺纤维腺瘤，经前期综合征，围绝经期综合征；焦虑症，抑郁症，神经衰弱；高脂血症，动脉粥样硬化，冠心病，心绞痛；睾丸炎，附睾炎，睾丸鞘膜积液；腹股沟斜疝等	《医学统旨》柴胡疏肝散	香附：6~10g；柴胡：3~10g
	香附与乌药	胸胁脘腹胀痛，月经不调，痛经以及胎前诸疾等	疏肝行气，调经止痛	慢性胃炎，胃及十二指肠溃疡；肠易激综合征，慢性结肠炎；急慢性胆囊炎，脂肪肝，慢性肝炎，肝硬化；子宫腺肌病，子宫内膜异位症，子宫肌瘤，盆腔炎，卵巢囊肿，乳腺增生，乳腺结节，经前期综合征；疝痛，慢性睾丸炎，附睾炎，冠心病，心绞痛；抑郁症等	《太平惠民和剂局方》小乌沉汤；《慎斋遗书》香附散	香附：6~10g；乌药：6~10g
	香附与砂仁	一切气疾，心腹胀满，胸膈噎塞，噫气吞酸，妊娠恶阻等	行气止痛，和胃降逆	消化不良，反流性食管炎，慢性萎缩性胃炎，胆汁反流性胃炎，神经性呕吐，呃逆，胃及十二指肠溃疡；胆囊炎，胆石症，脂肪肝，慢性肝炎，	《太平惠民和剂局方》快气汤	香附：6~10g；砂仁：3~6g

续表

证	药对	症状	功效	应用	方源	剂量
肝郁气滞证				肝硬化,宿酒不解;肠易激综合征,急慢性肠炎,溃疡性结肠炎;子宫内膜异位症,子宫肌瘤,乳腺增生;心绞痛等		
	香附与当归	肝郁气滞,胁肋胀痛,乳房胀痛,月经不调,痛经,经闭;癥瘕等	疏肝行气,调经止痛	慢性盆腔炎,慢性宫颈炎,阴道炎;子宫内膜异位症,子宫腺肌病,多囊卵巢综合征,经前期综合征,卵巢功能不全,围绝经期综合征,输卵管阻塞性不孕症,乳腺增生;冠心病心绞痛,冠心病合并焦虑症,高血压合并抑郁症;神经性头痛,三叉神经痛;颈椎病,梅尼埃病;甲状腺肿大,甲状腺瘤,淋巴结结核,肺结核,慢性支气管炎,慢性阻塞性肺疾病;慢性胃炎,胃及十二指肠溃疡,胆囊炎,慢性肝炎,脂肪肝,肝硬化,肋间神经痛;坐骨神经痛,腰椎间盘突出症等	《景岳全书》调经饮	香附:6~10g;当归:6~12g
	香附与青皮	经行不畅,色淡红,量少,间有血块,胸胁胀满,有时嗳气等	疏肝解郁,行气调经	内分泌失调月经不调,子宫内膜异位症,子宫肌瘤,经前期综合征,围绝经期综合征,乳腺增生;高脂血症,冠心病,心绞痛;慢性附睾炎,睾丸鞘膜积液;焦虑症,抑郁症;黄褐斑,痤疮;慢性胆囊炎,胆石症,慢性乙肝,肝硬化,肋间神经痛等	《中医妇科治疗学》疏肝解郁汤	香附:6~10g;青皮:3~10g

续表

证	药对	症状	功效	应用	方源	剂量
肝郁气滞证	香附与高良姜	肝胃气滞胃痛，胸闷不舒喜温等	疏肝理气，散寒止痛	子宫内膜异位症，子宫腺肌病，盆腔炎；胆囊炎，胆石症；慢性萎缩性胃炎，反流性食管炎，胆汁反流性胃炎，消化性溃疡，克罗恩病等	《良方集腋》良附丸	香附：6~10g；高良姜：3~6g
	川楝子与延胡索	肝郁化火，时发心胸胁肋脘腹诸痛，口苦，舌红苔黄，脉弦数等	疏肝泄热，行气止痛	子宫内膜异位症，子宫腺肌病，子宫肌瘤，多囊卵巢综合征，卵巢囊肿，盆腔炎，经前期综合征，乳腺增生；急慢性附睾炎，睾丸鞘膜积液，腹股沟疝，慢性前列腺炎；慢性胆囊炎，胆石症，胆道蛔虫症，肝炎，脂肪肝，早期肝硬化，肝癌，肋间神经痛；冠心病伴焦虑、抑郁状态；慢性萎缩性胃炎，胃及十二指肠溃疡；肠易激综合征，溃疡性结肠炎；带状疱疹等	《太平圣惠方》金铃子散	川楝子：5~10g；延胡索：3~10g
	川楝子与郁金	胁痛，胃痛，腹痛；痛经，乳房胀痛等肝郁化火者	疏肝理气，清热止痛	子宫内膜异位症，子宫腺肌病，子宫肌瘤，卵巢囊肿，慢性盆腔炎，乳腺增生，围绝经期综合征；睾丸炎，附睾炎，疝气，前列腺炎，前列腺增生；焦虑症，抑郁症，癔症；慢性胆囊炎，胆石症，慢性肝炎，脂肪肝，肝硬化，肋间神经痛；慢性胃炎，胃及十二指肠溃疡；肠易激综合征，溃疡性结肠炎；带状疱疹等	《千家妙方》虎杖二金汤	川楝子：5~10g；郁金：3~10g

证	药对	症状	功效	应用	方源	剂量
肝郁气滞证	川楝子与吴茱萸	肝郁气逆头痛，疝气，胁痛，腹痛，痞满，便秘等	行气降逆，开郁散结	腹股沟斜疝，睾丸萎缩，鞘膜积液，睾丸炎，附睾炎；慢性胆囊炎，胆石症；反流性食管炎，慢性胃炎，克罗恩病；溃疡性结肠炎，肠易激综合征等	《临证指南医案》二药作散服	川楝子：5~10g；吴茱萸：2~5g
	青皮与佛手	两胁胀痛，胸腹满闷等	疏肝理气，活血止痛	子宫肌瘤，卵巢囊肿，乳腺增生，乳腺纤维腺瘤；焦虑症，抑郁症；慢性胆囊炎，胆石症，胆囊息肉，慢性乙肝，肝硬化，肝癌，肋间神经痛；浅表性胃炎，胃及十二指肠溃疡；高脂血症，冠心病心绞痛；溃疡性结肠炎等	《肿瘤方剂大辞典》佛手青皮蜜饮	青皮：3~10g；佛手：3~10g
	青皮与甘草	肝气郁结，乳房结节等	破气疏肝	子宫内膜异位症，子宫肌瘤，盆腔炎；乳腺增生，乳腺纤维腺瘤；腹股沟疝，附睾炎，睾丸鞘膜积液；慢性胆囊炎，胆石症，慢性肝炎，肝硬化；反流性食管炎，慢性胃炎等	《医宗金鉴》青皮甘草散	青皮：3~10g；甘草：2~10g
	荔枝核与香附	气滞血瘀痛经，经闭，产后腹痛等	疏肝理气，调经止痛	月经不调，子宫内膜异位症，子宫腺肌病，子宫肌瘤，盆腔炎，多囊卵巢综合征，卵巢囊肿，经前期综合征，乳腺增生；腹股沟疝，附睾炎，睾丸鞘膜积液，前列腺炎，前列腺增生；反流性食管炎，慢性胃炎，胆囊炎等	《妇人良方》蠲痛散	荔枝核：5~10g；香附：6~10g
	荔枝核与橘核	疝气腹痛，小腹刺痛等	疏肝理气，散寒止痛	腹股沟疝，急性睾丸炎，附睾炎，睾丸鞘膜积液，前列腺炎；慢性盆腔炎，乳腺增生，子宫肌瘤，输卵管积水，卵巢囊肿；甲状腺结节等	《杂病源流犀烛》荔枝橘核汤	荔枝核：5~10g；橘核：3~9g

续表

证	药对	症状	功效	应用	方源	剂量
肝郁气滞证	佛手与香橼	肝郁气滞,胁肋胀痛,脘痞不适等	疏肝理气,和胃化痰	焦虑症,抑郁症,神经衰弱;胆囊炎,脂肪肝;功能性消化不良,反流性食管炎,胆汁反流性胃炎;慢性咽炎,支气管炎等	《吉林中医药》香附、佛手、香橼治郁证	佛手:3~10g;香橼:3~10g
	佛手与延胡索	肝胃气痛,胸胁胀痛,脘痞不舒,嗳气吞酸,食欲缺乏等	疏肝行气,和胃止痛	月经失调,乳腺增生;消化不良,食管炎,慢性浅表性胃炎,胆汁反流性胃炎,胃及十二指肠溃疡;胆囊炎,胆石症,慢性肝炎,肝硬化,肋间神经痛;干燥综合征,糖尿病性心脏病属寒凝气滞证等	《全国中草药汇编》二药代茶	佛手:3~10g;延胡索:3~10g
	玫瑰花与月季花	肝郁气滞月经量少,痛经,经闭等	疏肝行气,活血止痛	女性内分泌失调,月经失调,黄体功能不足之不孕,慢性盆腔炎,附件炎,子宫内膜炎,子宫内膜异位症,经前期综合征;黄褐斑等	《药膳大全》调经饮	玫瑰花:3~6g;月季花:3~6g
	柴胡与白芍	肝脾气郁证,胁肋胀闷,脘腹疼痛,脉弦等	疏肝理脾,柔肝缓急	月经失调,经前期综合征,子宫内膜异位症,子宫腺肌病,子宫肌瘤,多囊卵巢综合征,卵巢囊肿,卵巢功能不全,慢性盆腔炎,乳腺增生,黄褐斑;焦虑症,抑郁症;慢性胆囊炎,胆石症,胆道蛔虫症,慢性肝炎,脂肪肝,肝纤维化,肝硬化,肋间神经痛,慢性肝衰竭,急性胰腺炎;功能性消化不良,反流性食管炎,胆汁反流性胃炎,胃溃疡,溃疡性结肠炎,功能性便秘;高脂血症,糖尿病合并冠心病,糖尿病合并肾病;多发性硬化症,慢性荨麻疹等	《伤寒论》四逆散	柴胡:3~10g;白芍:6~15g

第十一章　出血之证

一、基本概念

出血是指血液自血管或心脏外流。外出的血液进入组织间隙或体腔内者，称内出血；流出体表外者，称外出血。

出血是一种症状，即出血症。中医认为出血是由多种原因引起的体内、外各部位以出血症状为主要表现的病证，也称出血之证。可因血热迫血妄行引起，也可由瘀血阻滞、血不循经诱发，或由气虚不摄所致，可因虚寒或寒凝经脉导致，故中医又将其分为不同证型。

二、证型分类

依据引起出血的原因及部位不同，其证型及症状各异。分类及辨证要点如表 11-1 所示。

表 11-1　出血之证的分类及辨证要点

<table>
<tr><th colspan="3">类型</th><th>辨证要点</th></tr>
<tr><td rowspan="4">出血之证</td><td rowspan="2">出血部位</td><td>体外出血</td><td>任何部位皮肤开放出血，肌下出血（肌衄）紫斑、紫癜等</td></tr>
<tr><td>体内出血</td><td>上部：鼻血（鼻衄）、咳血（咯血）、吐血（呕血）
下部：尿血、便血、崩漏出血</td></tr>
<tr><td rowspan="4">出血病因证型</td><td>血热妄行</td><td>各部位出血，症见血色鲜红，口渴，脉数等</td></tr>
<tr><td>瘀滞出血</td><td>各部位出血，伴刺痛，舌紫暗或有瘀斑，出血夹血块等特征</td></tr>
<tr><td>正虚不固</td><td>多种出血之证，尤宜于出血而无明显邪气和血瘀者</td></tr>
<tr><td>虚寒出血</td><td>脾虚不统血或冲脉失固：出血日久，血色暗淡，且有全身虚寒</td></tr>
<tr><td rowspan="2">组方选药及其药理作用</td><td colspan="2">选药</td><td>依据证型，合理选择各类止血药，并与消除病因之品配伍组方；血热出血证，多以凉血止血药为主，瘀滞出血证多以化瘀止血药为主，虚寒出血证，多以温经止血药为主，正虚不固、无明显邪气，以收敛止血药为主</td></tr>
<tr><td colspan="2">药理作用</td><td>依据出血之证的辨证要点，药物通过促进凝血、抗纤维蛋白溶解、增加血小板数目及提高血小板功能、收缩血管、降低毛细血管通透性、抗炎等作用可缓解症状；抗病原微生物作用可对因治疗</td></tr>
</table>

三、常用药对

主治出血之证的常用药对，如表 11-2 所示。

表 11-2　用于出血之证的药对

证	药对	症状	功效	应用	方源	剂量
血热出血证	小蓟与大蓟	衄血、咳血、吐血、尿血、便血、崩漏出血；疮痈肿毒等	凉血止血，散瘀消肿	支气管扩张、肺结核咯血；上消化道出血，吐血，鼻出血；血小板减少，过敏性紫癜，血友病，功能失调性子宫出血，颅脑外伤并发应激性溃疡；黄疸肝炎，急性肾小球肾炎，肾盂肾炎，尿路感染，泌尿系结石；宫颈柱状上皮异位，恶露不尽；痔疮，肛裂；白内障，黄斑变性；烧烫伤，脱发症；带状疱疹等	《本草新编》二药鲜品绞汁用	小蓟：5~12g；大蓟：9~15g
	小蓟与白茅根	尿血，虚劳咳嗽痰中带血，潮热盗汗等	凉血止血	支气管扩张、肺结核咯血；慢性肾小球肾炎血尿、蛋白尿，尿路感染（肾盂肾炎）尿血，泌尿系结石，过敏性紫癜并发慢性肾炎；消化道出血，溃疡性结肠炎；血小板减少性紫癜，急性白血病鼻衄；视网膜静脉阻塞，视网膜静脉周围炎或糖尿病视网膜病变所致眼底出血；传染性肝炎等	《医学衷中参西录》三鲜饮（含藕节）	小蓟：5~12g；白茅根：9~30g
	小蓟与生地黄	崩漏下血，吐血，尿血等	凉血止血	急慢性肾炎，泌尿生殖系统感染，尿路结石；功能失调性子宫出血，产后子宫收缩不良出血；过敏性紫癜等	《全生指迷方》小蓟汤	小蓟：5~12g；生地黄：10~15g

证	药对	症状	功效	应用	方源	剂量
血热出血证	小蓟与益母草	妊娠堕胎后出血不止等	凉血化瘀止血	功能失调性子宫出血，人工流产后子宫内膜炎，产后恶露不绝；急慢性肾炎血尿，过敏性紫癜肾炎，肾病综合征；过敏性紫癜等	《圣济总录》小蓟饮	小蓟：5~12g；益母草：9~30g
	小蓟与蒲黄	牙衄血出不止，尿血，血淋等	凉血止血，利尿通淋	泌尿生殖系统感染，尿路结石；肾小球肾炎，肾病综合征血尿；精囊炎，前列腺炎，前列腺增生血尿；功能失调性子宫出血，子宫肌瘤；过敏性紫癜，牙龈炎出血，支气管扩张等	《重订囊秘喉书》小蓟散	小蓟：5~12g；蒲黄：5~10g
	地榆与槐花	便血，痔疮出血，肛裂，血痢，崩漏等	凉血止血	慢性肾小球肾炎，肾病，过敏性紫癜；功能失调性子宫出血，子宫肌瘤；胃炎，溃疡性结肠炎；银屑病，脂溢性皮炎；眼底出血等	《成方便读》榆槐脏连丸	地榆：9~15g；槐花：5~10g
	地榆与甘草	血痢，便血等	凉血止血	细菌性痢疾，肠道滴虫病，阿米巴痢疾，溃疡性结肠炎，阑尾炎，痔疮；过敏性紫癜，血小板减少性紫癜；口腔溃疡，牙龈溃烂，咽喉肿痛，功能失调性子宫出血，宫颈炎；湿疹，烧烫伤；白塞综合征等	《沈氏尊生书》《杂病源流犀烛》地榆甘草汤	地榆：9~15g；甘草：2~10g
	地榆与香附	尿血，崩漏，下痢等	凉血止血	功能失调性子宫出血，排卵期出血，阴道炎；胃及十二指肠溃疡出血，溃疡性结肠炎等	《普济方》香附地榆汤	地榆：9~15g；香附：6~10g
	地榆与海螵蛸	胃溃疡出血，吐血，便血等	凉血止血，制酸止痛	慢性胃炎，胃溃疡，溃疡性结肠炎；功能失调性子宫出血，排卵期出血，阴道炎；烧烫伤等	《朱良春用药经验集》地榆汤	地榆：9~15g；海螵蛸：5~10g

续表

证	药对	症状	功效	应用	方源	剂量
血热出血证	槐花与栀子	便血，痔疮出血，肛裂出血等	清热凉血止血	糜烂性胃炎，消化性溃疡，溃疡性结肠炎；高血压，高脂血症；过敏性紫癜，原发性血小板减少性紫癜；支气管扩张，肺结核；烧伤等	《普济方》槐花散	槐花：5~10g；栀子：6~10g
	槐花与荆芥炭	便血，痔漏等	凉血止血	胃及十二指肠溃疡，溃疡性结肠炎出血，痔疮出血；慢性肾小球肾炎，肾病等	《儒门事亲》槐荆丸	槐花：5~10g；荆芥炭：5~10g
	槐花与侧柏叶	痔疮，肠风，脏毒，下血不止等	凉血止血	阿米巴痢疾，胃及十二指肠溃疡，溃疡性结肠炎，肛裂，肛瘘，直肠息肉出血；原发性血小板减少性紫癜，过敏性紫癜；功能失调性子宫出血，精囊炎；视网膜静脉阻塞眼底出血，脱发等	《普济方》侧柏散、槐花散	槐花：5~10g；侧柏叶：6~12g
	槐花与郁金	血淋，尿血，便血等	凉血止血	膀胱炎，泌尿系结石；过敏性紫癜；高脂血症，冠心病，高血压，脂肪肝；足汗过多等	《圣济总录》槐金散	槐花：5~10g；郁金：3~10g
	槐花与海螵蛸	鼻血不止等出血	收敛止血	出血性胃炎，十二指肠溃疡，上消化道出血；肠炎，慢性溃疡性结肠炎；功能失调性子宫出血，经行吐衄等	《世医得效方》含此药对	槐花：5~10g；海螵蛸：5~10g
	槐花与黄芩	崩漏下血，便血等	凉血止血	支气管扩张，肺结核，肺癌咯血；溃疡性结肠炎，痔疮；原发性高血压，功能失调性子宫出血；过敏性皮肤病等	《女科切要》吴本立槐芩丸	槐花：5~10g；黄芩：3~10g
	槐花与仙鹤草	便血，吐血，痔疮等	凉血止血	上消化道出血，溃疡性结肠炎，直肠炎；功能失调性子宫出血，痛经；支气管扩张，肺结核咯血等	《卫生易简方》二药为末服	槐花：5~10g；仙鹤草：6~12g

续表

证	药对	症状	功效	应用	方源	剂量
血热出血证	白茅根与车前子	尿血，血淋等	凉血止血，清热利尿	尿路感染，急慢性肾盂肾炎，慢性肾炎，慢性前列腺炎，精囊炎，乳糜尿；老年黄斑变性；糖尿病视网膜病变；流行性出血热等	《中国药膳大辞典》茅根车前饮	白茅根：9~30g；车前子：9~15g
	侧柏叶与白茅根	鼻出血，咯血，吐血，牙出血，崩漏等	清热凉血止血	肺结核，支气管扩张；尿路感染，肾盂肾炎，肾小球肾炎；胃出血等	《中医良药良方》柏叶茅根茶	侧柏叶：6~12g；白茅根：9~30g
	侧柏叶与生地黄	吐血，衄血，咽干口燥，舌绛脉数等	凉血止血，清热生津	功能失调性子宫出血，排卵期出血，代偿性月经；支气管扩张咯血，肺结核；血小板减少性紫癜，再生障碍性贫血；胃出血等	《妇人良方》四生丸	侧柏叶：6~12g；生地黄：10~15g
	侧柏叶与蒲黄	崩漏，鼻衄；烧烫伤，褥疮等	清热止血	功能失调性子宫出血，支气管扩张咯血，血小板减少性紫癜等	《医学纲目》柏黄散	侧柏叶：6~12g；蒲黄：5~10g
多种出血/邪气不明显	白及与海螵蛸	吐血，便血，胃痛反酸等	收敛止血	胃及十二指肠溃疡，上消化道出血，反流性食管炎，糜烂性胃炎，胃溃疡，溃疡性结肠炎；外伤出血，烧烫伤；肺结核，支气管扩张咯血，哮喘等	《上海中医药杂志》(1958,9:15)乌及散	白及：6~15g，研末每次3~6g；海螵蛸：5~10g
	白及与百部	咳血，咯血；鼻塞不闻香臭等	收敛止血，润肺止咳	肺结核，支气管扩张，百日咳，慢性支气管炎；顽癣等	《古今名方》健肺丸	白及：6~15g；百部：3~9g
	白及与枇杷叶	阴虚肺热之咳嗽咯血等	止血止咳	支气管扩张，支气管炎，肺结核；消化性溃疡出血等	《证治准绳》白及枇杷丸	白及：6~15g；枇杷叶：6~10g
	白及与三七	咯血，上消化道出血，崩漏出血，外伤出血等	收敛化瘀止血	肺结核，支气管扩张；慢性糜烂性胃炎，反流性食管炎，胃及十二指肠溃疡，消化性溃疡出血；急性白血病吐血、便血，血小板减少引起鼻出血、牙龈出血；出血性脑卒中，外伤性骨折等	《百病奇效良方妙法精选》三七白及散	白及：6~15g，研末每次3~6g；三七：3~9g

续表

证	药对	症状	功效	应用	方源	剂量
多种出血/邪气不明显	白及与川贝母	咳血，咯血，阴虚咳嗽等	收敛止血，润肺止咳	百日咳，肺结核，支气管扩张，支气管炎，肺脓肿；慢性结肠炎，面神经瘫痪等	《实用中药配伍应用大全》载此药对	白及：6~15g；川贝母：3~10g
	仙鹤草与海螵蛸	咳血，咯血，吐血，便血，崩漏等	收敛止血	功能失调性子宫出血，排卵期出血；胃溃疡出血，反流性食管炎；肺结核咯血等	《实用中医内科杂志》大黄白及三草止血汤	仙鹤草：6~12g；海螵蛸：5~10g
	仙鹤草与蒲黄	崩漏出血，鼻血，大便下血等	收敛化瘀止血	功能失调性子宫出血，排卵期出血；慢性胃炎，慢性溃疡性结肠炎，痔疮；糖尿病眼底出血，视网膜静脉阻塞；血小板减少性紫癜等	《四川中药志》二药加茅根小蓟水煎	仙鹤草：6~12g；蒲黄：5~10g
	仙鹤草与阿胶	咳血及肺痨咯血，便血，皮下紫癜，牙龈出血等	收敛止血，滋阴养血	肺结核，支气管扩张，再生障碍性贫血，化疗后贫血；血小板减少性紫癜，过敏性紫癜；功能失调性子宫出血，排卵期出血，上消化道出血，溃疡性结肠炎便血；球结膜下出血，黄斑出血，玻璃体积血等眼内出血；心脏病等	《施今墨对药临床经验集》载二药，仙鹤草水煎，阿胶烊化兑服	仙鹤草：6~12g；阿胶：3~9g
	棕榈炭与蒲黄	崩漏，赤白带下，月经量多等	收敛化瘀止血	功能失调性子宫出血，排卵期出血；上消化道出血，溃疡性结肠炎等	《普济本事方》棕毛散	棕榈炭：3~9g；蒲黄：5~10g
	棕榈炭与血余炭	吐血，鼻血，尿血，崩漏，月经量多等	收敛止血	原发性血小板减少性紫癜，过敏性紫癜；尿路感染，肾炎血尿；功能失调性子宫出血等	《仁斋直指》黑散子	棕榈炭：3~9g；血余炭：5~10g
瘀滞出血	三七与血余炭	吐血，鼻血，咯血，便血，尿血，崩漏等	化瘀止血	功能失调性子宫出血，产后恶露不绝，产后大出血；肺结核，支气管扩张咯血；肾炎血尿，肾结石尿血；血小板减少性紫癜，外伤出血等	《医学衷中参西录》化血丹	三七：3~9g；血余炭：5~10g

证	药对	症状	功效	应用	方源	剂量
瘀滞出血	三七与地锦草	吐血，衄血，血痢，月经量多血崩，产后出血及外伤出血等	化瘀凉血止血	消化道出血，溃疡性结肠炎，过敏性结肠炎；功能失调性子宫出血，产后恶露不绝；特发性血小板减少性紫癜，过敏性紫癜，肾病血尿等	《中华人民共和国卫生部药品标准》三七止血片	三七：3~9g；地锦草：9~20g
	三七与人参	气虚致多部位出血，多汗欲脱等	补气化瘀止血	冠心病心绞痛，风湿性心脏病，高血压，高脂血症；慢性肝炎，肝硬化；慢性肾炎，前列腺增生；功能失调性子宫出血，产后出血；胃出血，缺血性脑卒中；再生障碍性贫血，慢性疲劳综合征等	《中国药典》(2025年版)人参再造丸	三七：3~9g；人参：3~9g
	蒲黄与海螵蛸	牙龈出血，外伤出血，崩漏；阴囊湿痒等	收敛化瘀止血	胃及十二指肠溃疡出血，青春期功能失调性子宫出血，子宫肌瘤；放射性肠炎等	《家庭实用便方》蒲黄散或入煎剂	蒲黄：5~10g；海螵蛸：5~10g
	蒲黄与郁金	小肠积热致尿血，崩漏等	化瘀止血，清热凉血	膀胱炎尿血；结膜充血，眼底出血视物模糊；慢性胆囊炎，胆石症；冠心病心绞痛，病毒性心肌炎胸痛等	《圣济总录》蒲黄散	蒲黄：5~10g；郁金：3~10g
	茜草与海螵蛸	月经量多，崩漏，带下；吐血，便血，尿血等	化瘀止血	功能失调性子宫出血，盆腔炎，宫颈炎；慢性胃炎，胃溃疡；肺结核咯血等	《黄帝内经》载二药配对制丸用	茜草：6~10g；海螵蛸：5~10g
	茜草与乌梅	衄血，崩漏出血等	凉血化瘀止血	功能失调性子宫出血，过敏性紫癜；变应性鼻炎，糖尿病等	《普济本事方》茜梅丸	茜草：6~10g；乌梅：6~12g
虚寒性出血	艾叶与侧柏叶	虚寒吐血，咯血，便血，月经量多等	温经止血	慢性支气管炎，哮喘，支气管扩张，肺结核咯血；胃溃疡，肝硬化吐血；慢性结肠炎便血，痔疮出血等	《金匮要略》柏叶汤	艾叶：3~9g；侧柏叶：6~12g
	艾叶与炮姜	虚寒性吐血，便血；崩漏，月经不调，痛经等	温经止血	功能失调性子宫出血，子宫内膜异位症；慢性胃肠炎，溃疡性结肠炎属于虚寒型	《世医得效方》艾姜汤	艾叶：3~9g；炮姜：3~9g

第十二章 瘀血病证

一、基本概念

凡血液运行不畅，停滞于经脉或脏腑之内，或体内存留离经之血未能消散者，均称为瘀血。形成瘀血的原因很多，气虚、气滞、血寒、血热等均可使血液运行不畅而成瘀血。

由瘀血所引起的以痛、肿、紫、出血为主要特点的病证，称为瘀血病证。

二、证型分类

瘀血病证因瘀阻脏腑不同，其症状各异。分类及辨证要点，如表 12-1 所示。

表 12-1　瘀血病证的分类及辨证要点

类型		辨证要点
瘀血病证	症状特征	①刺痛、痛处固定拒按、痛而夜甚；②肿块质硬；③任何部位青紫；④出血色紫黯，夹有血块；或兼面色晦暗、唇色紫黯，皮肤干燥无光泽，甚肌肤甲错，或有瘀点、紫斑；内、妇、外、伤科等呈现头部、胸、腹之疼痛，痛如针刺，部位固定等
	内科	中风后半身不遂，肢体麻木，癥瘕积聚；风湿痹证，关节疼痛等
	妇科	月经不调，经闭，痛经或产后恶露不尽，癥瘕积聚，瘀滞腹痛等
	外伤	跌打损伤、骨折筋伤、瘀肿疼痛；痈肿疮疡等
组方选药及其药理作用	选药	针对瘀血证，以选择活血化瘀药为主，并常与理气药配伍组方；再依据瘀血证特点，结合药物功效特点选药组方
	药理作用	依据瘀血证的辨证要点，药物通过扩张血管、增加器官血流量、改善血液流变学、抑制血小板聚集、抗血栓形成、改善微循环、镇痛抗炎、兴奋子宫平滑肌、抑制组织异常增生、调节免疫功能等作用可缓解症状

🐘 三、常用药对

主治瘀血病证的常用药对,如表 12-2 所示。

表 12-2　用于瘀血病证的药对

证	药对	症状	功效	应用	方源	剂量
瘀血病证	川芎与延胡索	脘腹疼痛,胸痹心痛;痛经,产后血瘀腹痛;跌打损伤等	活血行气止痛	颈椎病,神经性头痛,脑供血不足眩晕;慢性胃炎,胃溃疡,慢性胆囊炎,胆石症,肝炎,肝脾肿大;冠心病,心绞痛;排卵障碍性不孕,多囊卵巢综合征,子宫内膜异位症,子宫肌瘤,子宫腺肌病,慢性盆腔炎,输卵管阻塞等	《陈素庵妇科补解》延胡索散	川芎:3~10g;延胡索:3~10g
	川芎与红花	胸痹,心痛;经闭;血滞头身痛,跌打损伤等	活血通经止痛	冠心病心绞痛;血管神经性头痛,脑动脉硬化症,阿尔茨海默病,脑卒中,帕金森病,癫痫;颈椎病,骨质增生硬化,肌萎缩侧索硬化;子宫内膜异位症,子宫肌瘤,卵巢囊肿,多囊卵巢综合征;子宫内膜炎,慢性盆腔炎,子宫腺肌病,输卵管阻塞等	《中华人民共和国卫生部药品标准》冠心康颗粒	川芎:3~10g;红花:3~10g
	川芎与香附	血滞头痛,偏头痛,胸胁脘腹胀痛,月经不调等	活血行气,通络止痛	三叉神经痛,月经期头痛,血管性头痛;高脂血症,冠心病,心绞痛;肝炎,胆囊炎,肋间神经痛;慢性胃炎,胃神经症;子宫肌瘤,子宫内膜异位症,慢性盆腔炎;焦虑症,抑郁症,精神分裂症等	《是斋百一选方》点头散	川芎:3~10g;香附:6~10g
	郁金与香附	心腹刺痛,不能饮食,时发时止等	活血行气止痛	冠心病,心绞痛;慢性胃炎,胃溃疡,糖尿病性胃轻瘫;胆囊炎,	《万病回春》九气汤	郁金:3~10g;香附:6~10g

续表

证	药对	症状	功效	应用	方源	剂量
瘀血病证				血吸虫病，病毒性肝炎，肝硬化，脂肪肝，胰腺炎，肋间神经痛；子宫内膜异位症，子宫肌瘤，输卵管阻塞，黄体功能不足，慢性盆腔炎，乳腺增生结节；抑郁症，精神分裂症，癫痫；肠易激综合征，结肠炎等		
	郁金与丹参	血热夹瘀胸痹，胸胁胀满，痛经，月经不调等	凉血活血，调经止痛	冠心病，心绞痛，高脂血症；缺血性脑卒中，流行性乙型脑炎；子宫内膜异位症，子宫肌瘤，子宫腺肌病，慢性盆腔炎，多囊卵巢综合征，排卵功能障碍不孕，雌激素水平低；慢性胃炎，慢性胰腺炎；慢性胆囊炎，胆石症；脂肪肝，肝炎，肝硬化，肝癌，肋间神经痛；神经衰弱，神经症，抑郁症；白癜风，慢性荨麻疹，银屑病，带状疱疹；乳腺增生，糖尿病，甲状腺功能亢进等	《中医妇科治疗学》疏肝解郁汤	郁金：3~10g；丹参：10~15g
	郁金与柴胡	胸胁胀痛，血滞经闭，下腹疼痛，乳房胀痛等	行气活血，疏肝解郁	胆囊炎，胆石症；脂肪肝，肝硬化，病毒性肝炎，肋间神经痛；慢性胃炎，胃溃疡，功能性消化不良；子宫内膜异位症，子宫肌瘤，多囊卵巢综合征，慢性盆腔炎，无排卵性不孕；焦虑症，抑郁症，精神分裂症；乳腺增生等	《中医症状鉴别诊断学》柴附汤	郁金：3~10g；柴胡：3~10g

证	药对	症状	功效	应用	方源	剂量
瘀血病证	延胡索与五灵脂	血滞胸胁疼痛，痛经，小腹疼痛，癥积等	活血止痛	冠心病，心绞痛，高脂血症；慢性胃炎，胃溃疡，胃痉挛，胃癌疼痛；急性胆囊炎，胆石症，脂肪肝，病毒性肝炎，肝硬化，慢性胰腺炎；子宫内膜炎，子宫内膜异位症，子宫肌瘤，子宫腺肌病，慢性盆腔炎，剖宫产术后疼痛；肋间神经痛，三叉神经痛，带状疱疹神经痛；乳腺增生，中风后遗症等	《医宗必读》手拈散	延胡索：3~10g；五灵脂：3~10g
	延胡索与当归	气滞血瘀胸痹痛，脘腹胀痛，痛经，月经不调等	活血止痛	冠心病，心绞痛；血管神经性头痛，三叉神经痛，缺血性脑卒中，颈椎病；子宫内膜异位症，子宫肌瘤，子宫腺肌病，子宫内膜炎，慢性盆腔炎，排卵障碍性不孕；慢性胃炎，消化性溃疡；慢性胆囊炎，胆石症；慢性支气管炎等	《普济方》延胡索散	延胡索：3~10g；当归：6~12g
	姜黄与郁金	胸胁胀痛，心腹疼痛，痛经，经闭，癥瘕积聚等	活血行气止痛	黄疸性肝炎，脂肪肝，肝硬化；慢性胆囊炎，胆结石，肋间神经痛；冠心病，高脂血症；子宫内膜异位症，子宫肌瘤，慢性盆腔炎；慢性胃炎，结肠炎；急慢性颈椎病等	《实用中药配伍应用大全》载此药对	姜黄：3~10g；郁金：3~10g
	姜黄与没药	产后腹痛，心胸刺痛，跌打伤痛等	活血止痛	高胆固醇血症，心绞痛；类风湿关节炎，风湿性关节炎，急性软组织损伤；颈椎病，肩周炎，骨折；盆腔炎等	《普济方》姜黄散	姜黄：3~10g；没药：3~5g

证	药对	症状	功效	应用	方源	剂量
瘀血病证	姜黄与肉桂	瘀血心痛，产后腹痛等	温阳活血，散寒止痛	慢性胃炎，胆囊炎，胆石症；子宫肌瘤，子宫内膜异位症；风湿性关节炎，类风湿关节炎等	《中药大辞典》二药研末	姜黄：3~10g；肉桂：1~5g
	乳香与没药	心腹胃脘疼痛；经行不畅，痛经，产后腹痛；跌仆伤痛，风湿痹痛等	活血化瘀，消肿生肌	冠心病，心绞痛，高脂血症；慢性胃炎，胃及十二指肠溃疡；胆囊炎，胆石症，肋间神经痛；脂肪肝，肝硬化；子宫内膜异位症，子宫腺肌病，异位妊娠，子宫肌瘤，急慢性盆腔炎，盆腔脓肿，外阴肿痛，乳腺炎；风湿性关节炎，类风湿关节炎，骨性关节炎，坐骨神经痛，颈椎病，肩周炎；硬皮病，血栓性静脉炎，下肢静脉炎等	《证治准绳》乳香止痛散；《医学衷中参西录》活络效灵丹	乳香：3~5g；没药：3~5g
	乳香与牛膝	跌打损伤，筋骨折伤，产后腹痛，淋证，风湿痹痛等	活血化瘀，通淋止痛	子宫肌瘤，子宫内膜异位症，急慢性盆腔炎；急慢性尿路感染，泌尿系结石；类风湿关节炎，颈椎病，肩周炎，膝骨关节炎，腰椎间盘突出症，坐骨神经痛，跟腱炎，足底筋膜炎，下肢静脉炎；前列腺炎，龟头包皮肿大等	《圣济总录》牛膝散	乳香：3~5g；牛膝：5~12g
	丹参与三七	胸痹心痛，经闭，产后瘀阻腹痛，癥积，跌打伤痛等	活血化瘀止痛	冠心病心绞痛，动脉粥样硬化，高血压，高脂血症；脑外伤，脑缺血，中风，阿尔茨海默病，帕金森病；焦虑症，抑郁症；颈椎病，肩周炎，腰椎间盘突出症，坐骨神经痛；肝脾肿大，脂肪肝，肝硬化，慢性酒精性肝病；	《全国医药产品大全》田七丹参茶；《中国药典》(2025年版)复方丹参滴丸	丹参：10~15g；三七：3~9g

证	药对	症状	功效	应用	方源	剂量
瘀血病证				子宫内膜异位症，子宫肌瘤，盆腔炎；半月板损伤，股骨颈骨折，股骨头坏死，骨质疏松症；糖尿病视网膜病变，黄斑变性；血小板减少性紫癜，过敏性紫癜；慢性肾功能衰竭等		
	丹参与红花	瘀血阻滞所致胸痹，中风等	活血化瘀，通经活络	冠心病心绞痛，心肌梗死；血管性痴呆，缺血性脑卒中；子宫肌瘤，子宫内膜异位症，子宫腺肌病，卵巢囊肿，多囊卵巢综合征，输卵管阻塞，盆腔炎；脂肪肝，慢性肝炎，肝脓肿，肝囊肿，肝硬化；慢性肾炎，肾盂肾炎，高血压肾病所致肾功能不全；颈椎病，肩周炎；糖尿病周围神经病变等	《实用中成药》丹红注射液	丹参：10~15g；红花：3~10g
	丹参与牡丹皮	血瘀胸痹心痛，痛经，少腹疼痛等	活血化瘀，凉血止痛	冠心病心绞痛，高血压；子宫内膜异位症，子宫腺肌病，子宫肌瘤，多囊卵巢综合征，盆腔炎；脂肪肝，肝硬化；风湿性关节炎，骨质疏松症；慢性阑尾炎，粘连性肠梗阻；过敏性紫癜，黄斑变性，糖尿病视网膜病变等	《中国药典》(2025年版) 双丹口服液	丹参：10~15g；牡丹皮：6~12g
	丹参与当归	中风，月经不调延后，痛经，不孕症等	活血祛瘀，调经止痛	冠心病心绞痛；出血性脑卒中，脑梗死，阿尔茨海默病，帕金森病；子宫内膜异位症，子宫腺肌病，子宫肌瘤，多囊卵巢综合征，无排卵月经，盆腔炎，乳腺炎，	《医学衷中参西录》活络效灵丹	丹参：10~15g；当归：6~12g

续表

证	药对	症状	功效	应用	方源	剂量
瘀血病证				黄褐斑；骨质疏松症，颈椎病；糖尿病周围神经病变，雷诺综合征，下肢静脉炎；肺结核，慢性阻塞性肺疾病；慢性胆囊炎，胆石症，肋间神经痛；慢性肝炎，肝硬化，脂肪肝；慢性肾炎，肾病综合征；焦虑症，抑郁症，神经衰弱等		
	丹参与香附	月经不调，色紫有块，痛经，经行乳胀等	活血调经，疏肝理气	动脉粥样硬化，高脂血症，冠心病；经前期综合征，乳腺增生，子宫内膜异位症，子宫腺肌病，子宫肌瘤，多囊卵巢综合征，无排卵月经，盆腔炎，输卵管阻塞不孕，产后子宫复旧不全；慢性肝炎，脂肪肝，肝硬化；胆囊炎，胆石症，肋间神经痛；慢性萎缩性胃炎，功能性消化不良等	《中医妇科治疗学》生化通经汤	丹参：10~15g；香附：6~10g
	丹参与檀香	血瘀气滞胃脘痛，胸痹等	活血行气止痛	冠心病，心绞痛；反流性食管炎，急慢性胃炎，胃及十二指肠溃疡；慢性肝炎，脂肪肝；子宫内膜异位症，乳腺增生；糖尿病神经病变，糖尿病血管病变等	《时方歌括》丹参饮	丹参：10~15g；檀香：2~5g
	益母草与香附	月经不调，经前腹胀痛，产后腹痛，痛经等	活血祛瘀，调经止痛	功能失调性子宫出血，子宫肌瘤，卵巢囊肿，子宫内膜异位症，多囊卵巢综合征，慢性盆腔炎，乳腺增生，经前期综合征，产后子宫复旧不全；肝硬化等	《药膳大全》益母草香附调经汤	益母草：9~30g；香附：6~10g

证	药对	症状	功效	应用	方源	剂量
瘀血病证	益母草与川牛膝	血滞经闭，痛经，胎死腹中；水肿，小便不利等	活血通经	子宫肌瘤，卵巢囊肿，子宫内膜异位症，多囊卵巢综合征，经前期综合征，不全流产，慢性盆腔炎，输卵管阻塞；糖尿病肾病，糖尿病坏疽；慢性肾炎，肾盂肾炎，尿路感染等	《辨证录》牛膝益母汤	益母草：9~30g；川牛膝：5~10g
	益母草与延胡索	痛经，月经不调，产后恶露不尽，心烦腹痛等	活血调经止痛	功能失调性子宫出血，子宫内膜异位症，子宫肌瘤，子宫复旧不全，难免流产，不全流产，慢性盆腔炎，输卵管阻塞，经前期综合征，躁狂抑郁症；冠心病，心绞痛等	《太平圣惠方》以二药作散服	益母草：9~30g；延胡索：3~10g
	益母草与川芎	产后瘀滞腹痛，恶露不尽；黄疸，面部色素沉着等	活血止痛	功能失调性子宫出血，子宫肌瘤，子宫内膜异位症，子宫腺肌病，多囊卵巢综合征，卵巢囊肿，不全流产，慢性盆腔炎，输卵管阻塞，产后子宫复旧不全；慢性肝炎，非酒精性脂肪肝；缺血性脑卒中，中风后遗症；荨麻疹等	《古今医鉴》益母汤	益母草：9~30g；川芎：3~10g
	桃仁与红花	胸痛，胁痛，经闭，月经不调，痛经，瘀血肿痛等	活血化瘀	冠心病，心绞痛，高脂血症；慢性肝炎，脂肪肝，肝硬化，胆囊炎，肋间神经痛；子宫肌瘤，子宫内膜异位症，子宫腺肌病，多囊卵巢综合征，卵巢囊肿，不全流产，慢性盆腔炎，输卵管阻塞，难免流产；缺血性脑卒中，中风后遗症，硬膜外血肿；血管神经性头痛；慢性阑尾炎，慢性结肠炎；盘状红斑狼疮，硬皮病；糖尿病周围神经病变，结节性红斑，脂溢性脱发等	《伤寒大白》红花桃仁汤	桃仁：5~10g；红花：3~10g

续表

证	药对	症状	功效	应用	方源	剂量
瘀血病证	桃仁与当归	经闭，胸胁刺痛，积聚，少腹硬满，下血；疟疾，便秘；噎膈反胃等	活血化瘀	冠心病，心绞痛，心律失常，高脂血症；血管性头痛，颈椎性眩晕，缺血性脑卒中，血管性痴呆，阿尔茨海默病，帕金森病；慢性胃炎，消化性溃疡；慢性胆囊炎，胆石症；慢性肝炎，肝硬化；慢性盆腔炎，盆腔脓肿，子宫肌瘤，子宫内膜异位症，子宫腺肌病，多囊卵巢综合征，卵巢囊肿，输卵管阻塞，排卵障碍性不孕，子宫复旧不全，围绝经期综合征；肠粘连，肠梗阻，慢性阑尾炎等	《伤寒大白》当归桃仁汤	桃仁：5~10g；当归：6~12g
	桃仁与大黄	流产，恶露不行，瘀热腹胀烦闷，经闭，产后腹痛等	活血化瘀，清热泻下	盆腔炎，子宫肌瘤，子宫内膜异位症，子宫腺肌病，输卵管阻塞，卵巢囊肿，不全流产，多囊卵巢综合征；急性细菌性痢疾，粘连性肠梗阻，急慢性阑尾炎，慢性增生性结肠炎；急慢性肝炎，肝硬化，脂肪肝；缺血性脑卒中，高脂血症，阿尔茨海默病；慢性肾盂肾炎，慢性肾小球肾炎，慢性肾功能不全，急性尿潴留，泌尿系结石，前列腺增生等	《伤寒总病论》大黄桃仁汤	桃仁：5~10g；大黄：3~15g
	红花与鸡血藤	痛经，经闭，月经不调；雀斑等	活血化瘀，调经止痛	子宫肌瘤，子宫腺肌病，子宫内膜异位症，输卵管阻塞，宫腔粘连，黄体功能不足；肝炎，	《福建药物志》该药对水煎酒调	红花：3~10g；鸡血藤：9~15g

证	药对	症状	功效	应用	方源	剂量
瘀血病证				肝硬化；精索静脉曲张，泌尿系结石；红细胞增多症，血小板增多症；中风后遗症，阿尔茨海默病，脑萎缩，帕金森病，面神经瘫痪；颈椎病，肩周炎，膝关节滑膜炎，风湿性关节炎，类风湿关节炎，下肢静脉血栓等		
	红花与益母草	产后恶露不行，腹痛，月经延后，痛经，经闭等	活血化瘀，通经止痛	子宫肌瘤，子宫腺肌病，子宫内膜异位症，卵巢囊肿，输卵管阻塞，多囊卵巢综合征，卵巢早衰，围绝经期综合征，子宫复旧不全；缺血性脑卒中，中风后遗症；慢性肾炎，慢性肾病综合征；糖尿病周围神经病变等	《中医症状鉴别诊断学》理气通经汤	红花：3~10g；益母草：9~30g
	牛膝与红花	经闭，癥瘕，经行腹痛等	活血通经	子宫肌瘤，子宫内膜异位症，子宫腺肌病，输卵管阻塞，卵巢囊肿，多囊卵巢综合征，乳腺增生，围绝经期综合征；慢性肝炎，肝硬化，肝脾肿大；腰椎间盘突出症，膝骨关节炎，风湿性关节炎，类风湿关节炎，痛风性关节炎；慢性肾炎，慢性肾盂肾炎，前列腺增生，泌尿系结石；系统性红斑狼疮，干燥综合征，糖尿病足，糖尿病周围神经病变等	《中国药膳大典》牛膝红花酒	牛膝：5~12g；红花：3~10g

续表

证	药对	症状	功效	应用	方源	剂量
瘀血病证	牛膝与当归	胞衣不下腹痛，跌打损伤，腰膝瘀痛，痛经等	活血痛经	子宫肌瘤，子宫内膜异位症，子宫腺肌病，输卵管阻塞，功能失调性子宫出血，卵巢囊肿，多囊卵巢综合征，围绝经期综合征；腰椎间盘突出症，风湿性关节炎，类风湿关节炎，骨关节结核，痛风性关节炎；缺血性脑卒中，中风后遗症，阿尔茨海默病，帕金森病；系统性红斑狼疮，糖尿病周围神经病变，雷诺综合征；荨麻疹等皮肤瘙痒症	《太平惠民和剂局方》牛膝汤	牛膝：5~12g；当归：6~12g
	鸡血藤与当归	月经不调，痛经，经闭等	活血补血，调经止痛	功能失调性子宫出血，黄体功能不足，无排卵，子宫发育不全性不孕，子宫肌瘤，子宫内膜异位症，输卵管阻塞，卵巢囊肿，多囊卵巢综合征，围绝经期综合征，慢性盆腔炎，子宫复旧不全；冠心病，心绞痛；血管神经性头痛，缺血性脑卒中，中风后遗症，阿尔茨海默病，帕金森病；放疗致白细胞及血小板减少，血虚身痛，贫血；脂肪肝，慢性肝炎，肝硬化；系统性红斑狼疮，硬皮病；雷诺综合征，糖尿病周围神经病变；肩周炎，颈椎病，痛风性关节炎，骨伤后期气血虚等	《中医伤科学》当归鸡血藤汤	鸡血藤：9~15g；当归：6~12g

证	药对	症状	功效	应用	方源	剂量
瘀血病证	鸡血藤与益母草	月经不调，量少，经闭，痛经，经行乳胀；跌打损伤等	活血调经	功能失调性子宫出血，子宫肌瘤，子宫内膜异位症，卵巢囊肿，多囊卵巢综合征，盆腔炎，围绝经期综合征，子宫复旧不全，宫颈炎，乳腺小叶增生；系统性红斑狼疮，硬皮病，糖尿病周围神经病变；风湿性关节炎，类风湿关节炎，中风后遗症等	《药酒汇编》调经消胀酒	鸡血藤：9~15g；益母草：9~30g
	苏木与乳香	跌打损伤，瘀肿疼痛，骨折筋伤，瘀滞腹痛等	活血化瘀消肿止痛	软组织损伤，骨折新伤或陈旧性损伤；风湿性关节炎，类风湿关节炎，痛风性关节炎，中风后遗症；子宫肌瘤，子宫内膜异位症，子宫腺肌病，慢性盆腔炎，乳腺增生；前列腺增生，尿路结石；糖尿病周围神经病变，干燥综合征，雷诺综合征，血栓闭塞性脉管炎，压疮等	《医宗金鉴》八厘散	苏木：3~9g；乳香：3~5g
	五灵脂与蒲黄	心腹刺痛，产后恶露不行，月经不调，少腹急痛等	活血止痛	高脂血症，冠心病，心绞痛；幽门梗阻，慢性胃炎，胃及十二指肠溃疡出血，胃神经症；慢性胆囊炎，胆石症，慢性肝炎，肝硬化；子宫肌瘤，子宫内膜异位症，子宫腺肌病，慢性盆腔炎，输卵管阻塞，卵巢囊肿，多囊卵巢综合征，异位妊娠，子宫复旧不全，乳腺小叶增生；血管神经性头痛，中风后遗症；慢性前列腺炎，前列腺增生，乳糜尿；肋间神经痛，带状疱疹后遗症，非化脓性肋软骨炎等	《太平惠民和剂局方》失笑散	五灵脂：3~10g；蒲黄：5~10g

续表

证	药对	症状	功效	应用	方源	剂量
瘀血病证	五灵脂与当归	痛经，少腹冷痛，月经不调，经色暗淡，产后血晕等	活血止痛	冠心病，高脂血症；子宫肌瘤，子宫内膜异位症，子宫腺肌病，慢性盆腔炎，输卵管阻塞，卵巢囊肿，多囊卵巢综合征，子宫复旧不全，宫颈炎，乳腺增生；风湿性关节炎，痛风性关节炎，类风湿关节炎，腰椎间盘突出症；胃炎，胃及十二指肠溃疡；慢性胆囊炎，胆石症，胆囊息肉，脂肪肝，慢性肝炎，肝硬化；慢性前列腺炎，前列腺增生；硬皮病，系统性红斑狼疮，雷诺综合征，下肢闭塞性动脉硬化，中风后遗症；甲状腺结节等	《重订严氏济生方》愈痛散	五灵脂：3~10g；当归：6~12g
	五灵脂与乳香、没药	骨折，中风瘫痪，肢体冷麻，胸腹痛，痛经；痤疮等	活血消肿止痛	慢性萎缩性胃炎，胃溃疡；冠心病心绞痛；运动性损伤，软组织损伤；三叉神经痛，坐骨神经痛；颅内血肿，中风后遗症，血管瘤；风湿性关节炎，类风湿关节炎，痛风性关节炎，肩周炎，肌腱炎，雷诺综合征，腰椎间盘突出症；慢性肝炎，肋间神经痛；子宫肌瘤，子宫内膜异位症，子宫腺肌病，慢性盆腔炎，卵巢囊肿；乳腺增生，急慢性乳腺炎，乳腺肿瘤；慢性前列腺炎，前列腺增生，泌尿系结石；慢性肠炎，肠粘连；糖尿病周围神经病变，炭疽等	《普济本事方》铁弹丸	五灵脂：3~10g；乳香：3~5g；没药：3~5g

续表

证	药对	症状	功效	应用	方源	剂量
瘀血病证	土鳖虫与大黄	癥积，腹腔内肿块，经闭，肌肤甲错等瘀滞重症	破血逐瘀，通经消癥	子宫肌瘤，子宫内膜异位症，卵巢囊肿，多囊卵巢综合征，异位妊娠，不全流产，慢性盆腔炎，输卵管阻塞，乳腺增生；慢性前列腺炎，前列腺增生；胆囊炎，慢性肝炎，脂肪肝，肝硬化；急性阑尾炎，肠粘连；冠心病，心绞痛，高脂血症；脑动脉硬化症，脑梗死；结节性红斑狼疮，干燥综合征，糖尿病周围神经病变；颈椎骨质增生硬化，肩周炎；坐骨神经痛，腰椎间盘突出症；精神分裂症，外伤性癫痫，帕金森病；软组织损伤，骨折；甲沟炎等	《金匮要略》下瘀血汤、大黄䗪虫丸	土鳖虫：3~10g；大黄：3~15g
	血竭与没药	外伤肿痛，经闭，痛经，产后腹痛，胞衣不下，疮疡溃破不敛等	活血化瘀，消肿止痛	高脂血症，冠心病心绞痛；脑梗死，中风后遗症；颈椎病，三叉神经痛，血管神经性头痛；癫痫，阿尔茨海默病；风湿性关节炎，腰椎间盘突出症，骨质增生硬化，坐骨神经痛，痛风，腰肌劳损，类风湿关节炎；子宫肌瘤，子宫内膜异位症，子宫腺肌病，卵巢囊肿，多囊卵巢综合征，慢性盆腔炎，输卵管阻塞，胎盘滞留；糖尿病足，褥疮；乳腺纤维瘤，乳腺癌；慢性前列腺炎，肾结石等	《卫生家宝产科备要》血竭散	血竭：1~2g；没药：3~5g

证	药对	症状	功效	应用	方源	剂量
瘀血病证	血竭与自然铜	跌打损伤，筋伤骨折等	活血化瘀，消肿续筋	软组织损伤，腰椎间盘突出症，骨质增生硬化，痛风，风湿性关节炎，类风湿关节炎，坐骨神经痛，腰肌劳损，腰扭伤，骨质疏松症，术后创口久不愈合，股骨头坏死等	《疡科选粹》血竭散	血竭：1~2g；自然铜：3~9g
	水蛭与虻虫	瘀血经闭，痛经，癥瘕积聚，折伤坠扑，蓄血疼痛；丹毒等	破血逐瘀，通经消癥	脑出血，脑动脉硬化症，缺血性脑卒中；动脉血栓，静脉血栓，眼底动脉硬化症；高脂血症，冠心病，心肌梗死；糖尿病足，血栓性外痔；子宫肌瘤，子宫内膜异位症，子宫腺肌病，宫腔粘连，卵巢囊肿，异位妊娠，输卵管阻塞不孕，产后血栓性静脉炎；胰腺纤维化，乙肝病毒性肝炎，肝硬化代偿期，肝癌；骨质增生硬化，痛风，坐骨神经痛，骨肉瘤；慢性前列腺炎，前列腺增生，慢性肾衰竭；精神分裂症，癫痫；狂犬病等	《伤寒论》抵当汤	水蛭：1~3g；虻虫：1~1.5g
	莪术与三棱	癥瘕积聚，经闭，胸胁诸痛，痛经，宿食积滞，产后胎衣不下，恶露不行；湿疹等	破血消积，行气止痛	慢性萎缩性胃炎，胃癌；肺纤维化，肺癌；胆囊炎，胆石症；乙型肝炎，新生儿黄疸肝脾肿大，肝硬化，肝癌，胰腺癌；溃疡性结肠炎，大肠癌；慢性盆腔炎，多囊卵巢综合征，子宫肌瘤，子宫内膜异位症，子宫腺肌病，子宫内膜炎，异位妊娠，输卵管阻塞，	《秘传内府经验女科》莪术散；《竹林女科》莪术汤	莪术：6~9g；三棱：5~10g

续表

证	药对	症状	功效	应用	方源	剂量
瘀血病证				排卵障碍,卵巢囊肿,胎盘滞留,宫颈癌,外阴癌;乳腺增生,乳腺癌;慢性心力衰竭,冠心病;前列腺炎,前列腺增生;尿路结石,特发性膜性肾病;缺血性脑卒中,中风后遗症;系统性红斑狼疮,硬皮病,糖尿病周围神经病变;膝关节炎,腰椎间盘突出症,坐骨神经痛,骨质增生硬化;声带小结,甲状腺结节,颈淋巴结结核等		
	莪术与当归	月经不调,经闭腹痛,痛经,胎死腹中,胸痹等	破血行气,调经止痛	慢性盆腔炎,多囊卵巢综合征,子宫肌瘤,子宫内膜异位症,子宫内膜炎,子宫腺肌病,输卵管阻塞,排卵障碍,卵巢囊肿,胎盘滞留,阴道炎,乳腺增生;高脂血症,冠状动脉粥样硬化性心脏病;慢性萎缩性胃炎,食管癌;甲状腺结节;慢性肾功能衰竭;白血病等	《世医得效方》莪术散	莪术:6~9g;当归:6~12g
	莪术与延胡索	胸痹,心腹、全身窜痛,痛经,月经不调等	破血行气止痛	高脂血症,冠心病心绞痛,血管瘤,静脉炎;慢性胃炎,胃溃疡,胃肠功能障碍,神经性呕吐;慢性肠炎,盲肠肉芽肿;肥胖型脂肪肝,肝炎,肝硬化,肝脓肿,肝、脾曲综合征;胆囊炎,胆石症,胆囊息肉;慢性胰腺炎,胰腺癌;鼻甲肥大,肺栓塞,	《博济方》延胡索散	莪术:6~9g;延胡索:3~10g

续表

证	药对	症状	功效	应用	方源	剂量
瘀血病证				肺癌；泌尿系结石，前列腺增生，死精症，睾丸鞘膜积液；慢性盆腔炎，子宫肌瘤，子宫内膜异位症，子宫腺肌病，卵巢囊肿，输卵管阻塞不孕，输卵管妊娠，乳腺增生；颈椎病，肩周炎，风湿性关节炎，类风湿关节炎，软组织损伤，跟腱炎，骨肉瘤；缺血性脑卒中，雷诺综合征，糖尿病周围神经病变等		
	莪术与香附	经闭，下焦蓄血，胸胁小腹作痛，跌打损伤，食积等	破血行气止痛	高脂血症，冠心病心绞痛，脑梗死，中风后遗症；胆囊炎，胆石症；脂肪肝，肝炎，肝脾肿大，肝硬化；功能性消化不良，慢性胃炎；慢性盆腔炎，子宫内膜炎，子宫肌瘤，子宫内膜异位症，子宫腺肌病，卵巢囊肿，输卵管阻塞，异位妊娠，多囊卵巢综合征，乳腺囊性增生；慢性前列腺炎，前列腺增生；硬皮病，干燥综合征等	《太平惠民和剂局方》小七香丸	莪术：6~9g；香附：6~10g

第十三章 心神不宁证

一、基本概念

凡由内外多种原因引起的以心悸、失眠、健忘、多梦等为主要表现的证候，称为心神不宁证。

二、证型分类

因导致心神不宁证的病因不同，其兼有症状各异。分类及辨证要点如表 13-1 所示。

表 13-1　心神不宁证的分类及辨证要点

类型		辨证要点
心神不宁证		以心悸、失眠、健忘、多梦等为主要表现
	实证	若因痰阻、暴受惊恐、火热内扰等实邪扰动心神，神不归舍所致者，兼见相应实邪症状特征
	虚证	若因阴血不足，心神失养，神无所依所致者，多伴见阴血不足的相应症状特征
组方选药及其药理作用	**选药**	针对心神不宁证的证型，选择镇惊安神药或养心安神药为主，并常与消除病因药配伍组方；还可辅助用于惊风、癫、狂、痫病
	药理作用	依据心神不宁证的辨证要点，药物通过镇静催眠、抗惊厥、改善学习记忆功能、脑保护、增强免疫功能、降血脂及抗动脉粥样硬化等作用可缓解症状

三、常用药对

主治心神不宁证的常用药对，如表 13-2 所示。

表 13-2　用于心神不宁证的药对

证	药对	症状	功效	应用	方源	剂量
心肝阴血不足→心神不宁虚证	酸枣仁与柏子仁	血虚心悸怔忡，惊悸，失眠，肠燥便秘等	养心安神	焦虑症，抑郁症，血管神经性头痛，神经衰弱，阿尔茨海默病，精神分裂症，癫痫，自主神经功能紊乱；心脏神经症，心律失常，功能性室性早搏，心房颤动，病毒性心肌炎；梅尼埃病，颅脑损伤术后眩晕，原发性高血压；围绝经期综合征，产后抑郁症；糖尿病合并血管病变、周围神经病变；慢性疲劳综合征，干燥综合征；白癜风等	《古今医统大全》柏子养心丸	酸枣仁：10~15g；柏子仁：3~10g
	酸枣仁与五味子	心神不宁，惊悸失眠，烦躁多汗等	养心安神，生津敛汗	焦虑症，抑郁症，神经衰弱，精神分裂症，阿尔茨海默病；冠心病，心绞痛，室性早搏，心房颤动，心律失常，心脏神经症，原发性高血压，脂肪肝，慢性肝炎；围绝经期综合征，卵巢早衰，乳腺癌术后辅助治疗；糖尿病合并血管并发症、周围神经病变，桥本甲状腺炎，干燥综合征，系统性红斑狼疮；前列腺炎，前列腺增生；鼻出血，慢性咳嗽；慢性疲劳综合征等	《普济方》酸枣仁散	酸枣仁：10~15g；五味子：2~6g
	酸枣仁与知母	虚热内扰证，虚烦失眠，心悸不安，头目眩晕，咽干口燥等	养心安神，清热除烦	焦虑症，抑郁症，躁狂症，神经衰弱，癔症，梦游症，阿尔茨海默病；冠心病，室性早搏，阵发性心动过速，心律失常，	《金匮要略》酸枣仁汤	酸枣仁：10~15g；知母：6~12g

证	药对	症状	功效	应用	方源	剂量
心肝阴血不足→心神不宁虚证				心脏神经症,高血压,冠心病等;甲状腺功能亢进,糖尿病,系统性红斑狼疮,干燥综合征;脑外伤综合征,神经性头痛,三叉神经痛,中风后失眠;早泄,男性性欲亢进;围绝经期综合征,慢性肝炎失眠等		
	酸枣仁与人参	心气血虚致神志不守,惊恐,恍惚,健忘多梦,睡卧不安等	养心安神,补益气血	焦虑症,抑郁症,神经衰弱,阿尔茨海默病,帕金森病;心脏神经症,心律失常,冠心病心绞痛,心肌炎恢复期,慢性心力衰竭;桥本甲状腺炎,甲状腺结节;自主神经功能紊乱,自汗盗汗,卵巢早衰,围绝经期综合征;不射精症,勃起功能障碍;系统性红斑狼疮,慢性疲劳综合征等	《太平惠民和剂局方》宁志膏;《中国药膳大辞典》人参枣仁汤	酸枣仁:10~15g;人参:3~9g
	酸枣仁与百合	虚烦失眠等	养心安神	焦虑症,抑郁症,神经衰弱,自主神经功能紊乱,心律不齐,心脏神经症;甲状腺功能亢进不寐,围绝经期综合征;慢性咳嗽,肺结核等	《茶饮保健》百合酸枣茶	酸枣仁:10~15g;百合:6~12g
	柏子仁与枸杞子	精神恍惚,怔忡惊悸,夜寐多梦,健忘盗汗等	养心安神,养阴敛汗	焦虑症,产后抑郁症,精神分裂症,阿尔茨海默病;心律失常,心脏神经症;卵巢早衰,多囊卵巢综合征,围绝经期综合征;勃起功能障碍,早泄;糖尿病,干燥综合征,红斑狼疮等	《医部全录》柏子养心丸	柏子仁:3~10g;枸杞子:6~12g

续表

证	药对	症状	功效	应用	方源	剂量
心肝阴血不足→心神不宁虚证	柏子仁与五味子	虚损心阳，心悸，自汗盗汗等	养心安神，敛汗	焦虑症，抑郁症，神经衰弱，阿尔茨海默病；心律失常，病毒性心肌炎后期；更年期自主神经功能失调；卵巢早衰，多囊卵巢综合征，围绝经期综合征；无精症，勃起功能障碍，早泄；糖尿病，干燥综合征；肺结核等	《医方论》柏子仁丸	柏子仁：3~10g；五味子：2~6g
	柏子仁与山茱萸	心肾不足，心悸，失眠，遗精；目瞳散大，视物乏力等	养心安神，补益肝肾	焦虑症，抑郁症，神经衰弱，阿尔茨海默病；心脏神经症，心律失常，卵巢早衰，围绝经期综合征；少弱精子症，勃起功能障碍，早泄；糖尿病，干燥综合征，系统性红斑狼疮等	《御药院方》柏子仁丸	柏子仁：3~10g；山茱萸：6~12g
	合欢皮与首乌藤	情志所伤之忧郁，心悸，失眠等	养心解郁安神	焦虑症，抑郁症，神经衰弱；心脏神经症；卵巢早衰，围绝经期失眠；糖尿病皮肤瘙痒，脱发；胃病等	《中医学》合欢夜交藤茶	合欢皮：6~12g；首乌藤：9~15g
	合欢皮与白芍	胸胁胀满，郁闷不舒，心烦心悸，易怒，失眠多梦等	解郁安神，养血柔肝	焦虑症，抑郁症，神经衰弱，阿尔茨海默病，癫痫，帕金森病；心脏神经症，心律失常；经前期综合征，围绝经期综合征失眠，多囊卵巢综合征；腹泻型肠易激综合征等	《医醇剩义》解郁合欢汤	合欢皮：6~12g；白芍：6~15g
	首乌藤与百合	郁证，头昏头痛，烦躁易怒，心悸失眠等	养阴生津安神	焦虑症，抑郁症，神经衰弱，阿尔茨海默病；心脏神经症，心律失常；围绝经期综合征，多囊卵巢综合征等	《陕西中医》百合安神汤	首乌藤：9~15g；百合：6~12g

续表

证	药对	症状	功效	应用	方源	剂量
心肝阴血不足→心神不宁虚证	远志与茯苓	健忘，失眠等	健脾宁心安神	焦虑症，抑郁症，神经衰弱，癫痫，帕金森病，阿尔茨海默病，癔症；心律失常，频发室性早搏，心脏神经症；围绝经期综合征，多囊卵巢综合征，经前期综合征；勃起功能障碍，早泄，前列腺炎，前列腺增生；慢性支气管炎，哮喘，慢性咽炎等	《备急千金要方》开心散	远志：3~10g；茯苓：10~15g
	远志与酸枣仁	心神不宁之不寐，心烦，健忘，郁闷等	宁心安神	神经衰弱，焦虑症，抑郁症，孤独症，精神分裂症，癫痫，冠心病稳定型心绞痛，心脏神经症；高血压，脑卒中；围绝经期综合征，多囊卵巢综合征伴失眠；慢性肾小球肾炎，肾病综合征；甲状腺结节等	《普济本事方》远志丸	远志：3~10g；酸枣仁：10~15g
	远志与人参	心肾不交致神思不安，健忘，惊悸等	宁心安神益智	焦虑症，抑郁症，神经衰弱，精神分裂症，癫痫，阿尔茨海默病，帕金森病，考前紧张综合征；冠心病心绞痛，心脏神经症，病毒性心肌炎；卵巢早衰，围绝经期综合征；前列腺炎阳痿，前列腺增生；慢性疲劳综合征，老年性聋；甲状腺功能减退等	《古今医统大全》引《太平圣惠方》人参远志丸	远志：3~10g；人参：3~9g
	龙眼肉与酸枣仁	思虑过度致面色萎黄，心悸怔忡，健忘失眠，多梦易惊等	补益心脾，养心安神	焦虑症，神经衰弱，阿尔茨海默病，帕金森病，癫痫；心律失常，心脏神经症，冠心病，病毒性心肌炎后频发早搏；慢性疲劳综合征，贫血等	《济生方》归脾汤；《中国药膳大辞典》龙眼枣仁饮	龙眼肉：9~15g；酸枣仁：10~15g

续表

证	药对	症状	功效	应用	方源	剂量
心肝阴血不足↓心神不宁虚证	黄连与阿胶	心肾不交之心烦不眠，口干咽燥；顽固性口疮等	滋阴泻火，交通心肾	焦虑症，抑郁症，神经衰弱，精神分裂症，癫痫，癔症；神经性耳鸣，血管神经性头痛；2型糖尿病，干燥综合征；心脏神经症，室上性阵发性心动过速；放射性肠炎出血，克罗恩病，细菌性痢疾，肠伤寒等肠出血；口腔溃疡，慢性咽炎，白塞综合征；功能失调性子宫出血，围绝经期综合征；支气管扩张，肺结核咯血；急性膀胱炎，精囊炎；慢性胃炎等	《伤寒论》黄连阿胶汤;《镐京直指》黄连阿胶丸	黄连：2~5g；阿胶：3~9g
心神不宁实证↓惊悸怔忡/癫狂痫	朱砂与黄连	心火亢盛之失眠多梦，惊悸怔忡，心烦神乱等	镇惊清心安神	焦虑症，抑郁症，神经衰弱，精神分裂症，癫痫，帕金森病；心脏神经症，心律失常，病毒性心肌炎；急慢性咽炎，口腔溃疡，婴儿湿疹，带状疱疹；消渴病等	《普济方》朱砂黄连丸	朱砂：入丸散，每次0.1~0.5g；黄连：2~5g
	朱砂与琥珀	心神不宁，失眠多梦，寐而不实；带下，月经不调等	镇惊安神	抑郁症，神经衰弱，精神分裂症，癫痫，帕金森病，神经性头痛，面肌痉挛，小儿惊厥抽搐；急慢性扁桃体炎，急性咽炎，口腔溃疡；睾丸损伤等	《医宗金鉴》珀珠散	朱砂：入丸散，每次0.1~0.5g；琥珀：入丸散，每次1.5~3g
	龙骨与牡蛎	阴虚阳亢失眠，惊悸，心烦懊侬，健忘，自汗盗汗，眩晕，遗精，崩漏带下等	镇惊安神，平肝潜阳收敛固涩	焦虑症，抑郁症，神经衰弱，精神分裂症，癔症，癫痫，帕金森病，阿尔茨海默病，抽动秽语综合征；心脏神经症，心律失常，冠心病心绞痛；血管神经性头痛，	《医学衷中参西录》安魂汤	龙骨：15~30g；牡蛎：9~30g

续表

证	药对	症状	功效	应用	方源	剂量
心神不宁实证→惊悸怔忡/癫狂痫				颈源性眩晕,高血压,梅尼埃病,脑震荡后综合征,脑出血后遗症;糖尿病及自主神经功能紊乱,高脂蛋白血症,代谢综合征;功能失调性子宫出血,经前期综合征,围绝经期综合征,多囊卵巢综合征,卵巢囊肿;胆心综合征,呃逆,消化性溃疡;荨麻疹,湿疹,鼻炎,口腔溃疡;慢性前列腺炎,尿道综合征,早泄等		
	龙骨与远志	心肾不交之惊悸,失眠,健忘,多梦等心神不宁证	镇惊安神益智	焦虑症,抑郁症,神经衰弱,精神分裂症,癫痫,阿尔茨海默病,帕金森病,儿童多动症,中风后遗症;梅尼埃病,高血压眩晕;冠心病早搏、心绞痛,心脏神经症;慢性前列腺炎,早泄等	《备急千金要方》孔圣枕中丹	龙骨:15~30g;远志:3~10g
	磁石与朱砂	心悸失眠,健忘,头晕眼花,耳聋耳鸣等	镇心安神	神经衰弱,精神分裂症,癔症,癫痫,阿尔茨海默病;高血压,心脏神经症;神经性聋,白内障,青光眼等	《备急千金要方》磁朱丸	磁石:9~30g;朱砂:入丸散,每次0.1~0.5g
	珍珠与琥珀	暴受惊恐致失眠,多梦,头晕目赤;癫狂等	镇惊安神	精神分裂症,癫痫,帕金森病,阿尔茨海默病,脑膜炎;老年性白内障,青光眼,角膜溃疡,抽动秽语综合征,小儿夜啼;急慢性扁桃体炎,急性咽炎,口腔溃疡;慢性支气管炎,支气管哮喘;湿疮等	《医门八法》珍珠琥珀散	珍珠:入丸散,每次0.1~0.3g;琥珀:入丸散,每次1.5~3g

第十四章　肝阳上亢与肝风内动证

🌀 一、基本概念

肝阳上亢证是指由于肝肾阴亏，肝阳亢扰于上引起的以头痛眩晕为主要表现的上实下虚证候。又称肝阳上逆，肝阳偏旺。

肝风内动证泛指因风阳、火热、阴血亏虚等所致，以肢体抽搐、眩晕、震颤等为主要表现的证候。根据病因不同，其证候类型及临床表现多样。

🌀 二、证型分类

因导致肝阳上亢与肝风内动证病因的不同，其兼有症状各异。分类及辨证要点如表 14-1 所示。

表 14-1　肝阳上亢与肝风内动证的分类及辨证要点

类型		辨证要点
肝阳上亢证		因恼怒所伤，气郁化火，火热耗伤肝肾之阴，或因房劳所伤、年老肾阴亏虚，水不涵木，肝木失荣引起以头痛眩晕为主要表现
		头目眩晕、胀痛，头重脚轻，腰膝酸软，舌红少津，脉弦或弦细数
肝风内动证		肢体抽搐、眩晕、震颤，舌多红绛、干燥，脉多弦数
	肝阳化风	眩晕欲仆，头摇而痛，项强肢颤，语言謇涩，手足麻木，步履不整，或猝然昏倒，不省人事，口眼喎斜，半身不遂，舌强不语，喉中痰鸣
	热盛动风	身热壮盛，头晕胀痛，两目上翻，手足躁扰，瘛疭，颈项强直，或角弓反张，脉弦数
	阴虚动风	头晕耳鸣，手足蠕动，两目干涩，五心烦热，潮热盗汗，舌红少津，脉细数或脉细无力
	血虚生风	肢体麻木，手足震颤，眩晕耳鸣，夜寐多梦，月经量少，甚则闭经
组方选药及其药理作用	选药	肝阳上亢证：常以平肝潜阳药为主，配伍滋阴治本之品组方
		肝风内动证：常以息风止痉药为主，依据病因予以配伍组方
	药理作用	依据肝阳上亢与肝风内动证的辨证要点，药物通过镇静、抗惊厥、抗癫痫、催眠、脑保护、降血压、改善血管顺应性、解热镇痛等作用缓解症状

三、常用药对

依据证型，常用药对如表 14-2 用于肝阳上亢证的药对、表 14-3 用于肝风内动证的药对所示。

表 14-2　用于肝阳上亢证的药对

证	药对	症状	功效	应用	方源	剂量
肝阳上亢证眩晕头痛	石决明与羚羊角	肝阳上亢头痛如劈，筋脉抽掣，痛连目珠等	平肝潜阳，清肝明目	原发性高血压，血管性头痛，三叉神经痛；抑郁症，癫痫，帕金森病，抽动秽语综合征，阿尔茨海默病，脑梗死，出血性脑卒中，病毒性脑炎；白内障，青光眼，病毒性角膜炎等	《医醇剩义》羚羊角汤	石决明：6~20g；羚羊角：1~3g
	石决明与牡蛎	肝阳上亢型眩晕头痛，心烦不寐等	平肝潜阳，镇惊安神	高血压头痛，血管神经性头痛，三叉神经痛，中风；围绝经期抑郁症，神经衰弱，精神分裂症，癔症，癫痫，帕金森病，阿尔茨海默病，抽动秽语综合征等	《重订通俗伤寒论》阿胶鸡子黄汤	石决明：6~20g；牡蛎：9~30g
	石决明与磁石	头痛头晕，面红目赤，烦躁等肝阳上亢证	平肝潜阳，滋阴降压	原发性高血压眩晕，梅尼埃病；焦虑症，中风后抑郁症，癫痫，帕金森病；神经症，围绝经期头晕耳鸣；老年性白内障，视神经炎等	《临证医案医方》降压汤	石决明：6~20g；磁石：9~30g
	石决明与白芍	头目眩晕，目胀耳鸣，脑中热痛，心中烦热，面色如醉；甚或眩晕颠仆，昏不知人等	滋阴潜阳，镇肝息风	高血压，梅尼埃病眩晕；血管神经性头痛，三叉神经痛；焦虑症，抑郁症，神经衰弱，精神分裂症，缺血性脑卒中，癫痫，帕金森病，舞蹈症，阿尔茨海默病，抽动秽语综合征，面肌痉挛；心脏神经症，心律不齐；围绝经期综合征，经前期综合征；白内障，青光眼；慢性胃炎等	《医学衷中参西录》镇肝熄风汤	石决明：6~20g；白芍：6~15g

续表

证	药对	症状	功效	应用	方源	剂量
肝阳上亢证眩晕头痛	珍珠母与菊花	肝阳上亢，风热上攻，头晕头痛，目赤羞明等	平抑肝阳，清肝明目	原发性高血压，梅尼埃病眩晕，小儿抽动症；血管神经性头痛，三叉神经痛，抑郁障碍头痛；焦虑症，神经衰弱，缺血性脑卒中；白内障，病毒性角膜炎，视疲劳；黄褐斑，痤疮；慢性化脓性中耳炎等	《千家妙方》滋阴定眩汤	珍珠母：10~25g；菊花：5~10g
	牡蛎与白芍	头晕，烦躁易怒，失眠健忘，心悸不宁，心烦汗出等	潜阳安神，养血敛阴	高血压头痛眩晕，梅尼埃病，神经性眩晕；血管性头痛，三叉神经痛；焦虑症，抑郁症，神经衰弱，癫痫，帕金森病，阿尔茨海默病，抽动秽语综合征，小儿舞蹈症；中风及中风后遗症；心脏神经症，心律失常，冠心病心绞痛；经前期综合征，围绝经期综合征等	《时方的临床应用》镇眩汤	牡蛎：9~30g；白芍：6~15g
	牡蛎与钩藤	阴虚阳亢，头目眩晕等	平抑肝阳，息风止痉	高血压，梅尼埃病眩晕；血管性头痛，三叉神经痛；焦虑症，强迫症，神经衰弱，癫痫，帕金森病，抽动秽语综合征，小儿舞蹈症，阿尔茨海默病；脑出血后遗症，缺血性脑卒中；围绝经期综合征，心律失常等	《重订通俗伤寒论》阿胶鸡子黄汤	牡蛎：9~30g；钩藤：3~12g
	赭石与牛膝	眩晕耳鸣，脑中热痛，心中烦热等肝阳上亢	平肝潜阳，引血下行	高血压鼻血，梅尼埃病眩晕；血管神经性头痛，颈椎病，三叉神经痛；出血性脑卒中，中风后遗症；癫痫，帕金森病，抽动秽语综合征，舞蹈症；经前期综合征，围绝经期综合征；慢性胃炎，幽门梗阻，肾炎，早泄；牙龈炎等	《医学衷中参西录》镇肝熄风汤；《中药临床应用》赭石平肝汤	赭石：9~30g；牛膝：5~12g

证	药对	症状	功效	应用	方源	剂量
肝阳上亢证眩晕头痛	蒺藜与僵蚕	肝阳上亢头晕,目眩,头痛等	平肝祛风	原发性高血压,颈椎病;血管神经性头痛,三叉神经痛;缺血性脑卒中,面神经瘫痪,癫痫,帕金森病;焦虑症,抑郁症;慢性荨麻疹,白癜风,银屑病,神经性皮炎;急性病毒性结膜炎,变应性结膜炎等	《名医特色经验精华》熄风汤	蒺藜:6~10g;僵蚕:5~10g
	蒺藜与菊花	头晕目眩,风疹瘙痒等	平抑肝阳,祛风止痒	原发性高血压,梅尼埃病,椎基底动脉供血不足;缺血性脑卒中,中风后遗症,面神经瘫痪;抑郁症,神经衰弱,神经症,儿童抽动障碍;急性结膜炎,角膜炎,变应性结膜炎,白内障,视疲劳;慢性荨麻疹,神经性皮炎,银屑病,日光性皮炎等	《圣济总录》白蒺藜丸;《杂病源流犀烛》桑枝膏丸	蒺藜:6~10g;菊花:5~10g
	天麻与川芎	眩晕头痛,偏正头痛,身体拘倦等	平抑肝阳,活血通络	原发性高血压、梅尼埃病眩晕,颈椎病脑供血不足眩晕;脑动脉硬化症,中风先兆及中风后遗症;血管神经性头痛,面神经瘫痪,三叉神经痛;癫痫,帕金森病,抽动秽语综合征,阿尔茨海默病,神经衰弱;经前期综合征,围绝经期综合征;风湿性关节炎,类风湿关节炎,腰椎间盘突出症;慢性荨麻疹,银屑病,神经性皮炎,白癜风等	《宣明论方》大川芎丸	天麻:3~10g;川芎:3~10g

续表

证	药对	症状	功效	应用	方源	剂量
肝阳上亢证眩晕头痛	桑寄生与牛膝	头痛眩晕，耳鸣，心悸等属肝肾虚型	补肝肾，平肝阳	高血压，颈椎病，梅尼埃病眩晕；脑动脉硬化症，高脂血症，中风及中风后遗症；面神经瘫痪，坐骨神经痛；癫痫，帕金森病，阿尔茨海默病；骨关节炎，风湿性关节炎，椎间盘突出症，骨质疏松症；围绝经期综合征等	《中药临床应用》桑寄降压汤	桑寄生：9~15g；牛膝：5~12g
	钩藤与川牛膝	肝阳化风之眩晕，头胀头痛，半身麻木，膝弱乏力等	清热平肝，息风止痉	原发性高血压，颈源性眩晕，脑血管痉挛，梅尼埃病；血管神经性头痛，三叉神经痛，癫痫；出血性脑卒中，缺血性脑卒中，中风后遗症；焦虑症，老年性抑郁症，神经衰弱；强直性脊柱炎，风湿性关节炎，痛风性关节炎；糖尿病肾病，慢性肾炎，代谢综合征；黄斑变性等	《杂病证治新义》天麻钩藤饮	钩藤：3~12g；川牛膝：5~10g

表 14-3　用于肝风内动证的药对

证	药对	症状	功效	应用	方源	剂量
肝风内动→痉挛抽搐	羚羊角与钩藤	温病壮热神昏，手足抽搐，小儿痫病抽搐；肝阳眩晕等	息风止痉，清肝平肝	结核性脑膜炎，病毒性脑膜炎；出血性脑卒中，缺血性脑卒中，蛛网膜下腔出血；流行性感冒，肺炎，热性惊厥；癫痫，帕金森病，抽动秽语综合征，小儿舞蹈症，特发性震颤；高血压顽固性头痛，颈椎病头晕，梅尼埃病；血管性头痛，三叉神经痛，青光眼头痛；头面带状疱疹等	《通俗伤寒论》羚羊钩藤汤	羚羊角：1~3g；钩藤：3~12g

证	药对	症状	功效	应用	方源	剂量
肝风内动→痉挛抽搐	羚羊角与全蝎	肝风内动，头痛剧烈，肢麻抽搐，半身不遂；热极生风，小儿惊风等	息风止痉	结核性脑膜炎，病毒性脑膜炎，癫痫，帕金森病，抽动秽语综合征，特发性震颤，小儿舞蹈症；出血性脑卒中，缺血性脑卒中，中风后遗症；三叉神经痛，面神经瘫痪等	《温病刍言》羚羊镇痉汤	羚羊角：1~3g；全蝎：3~6g
	牛黄与天麻	惊风抽搐，小儿癫痫，语言謇涩等	息风止痉	小儿上呼吸道感染合并热性惊厥，病毒性脑膜炎，结核性脑膜炎；缺血性脑卒中急性期，中风后遗症，腰椎疾病；癫痫，抽动秽语综合征；原发性高血压，颈椎病眩晕；疱疹性咽峡炎等	《圣济总录》牛黄天麻散	牛黄：入丸散，每次0.15~0.35g；天麻：3~10g
	牛黄与竹沥	小儿惊风，发热抽搐等	清热化痰，息风止痉	上呼吸道感染，肺炎，支气管炎；中风，癫痫，精神分裂症，新生儿破伤风；颅脑创伤等	《圣济总录》牛黄竹沥散	牛黄：入丸散，每次0.15~0.35g；竹沥：30~50g
	牛黄与珍珠	小儿惊风，里热惊痫，神昏谵妄，癫狂，痫病抽搐，眼疾等	息风定惊，化痰开窍	小儿热性惊厥，病毒性脑炎，流行性脑脊髓膜炎，脑外伤，中风及中风后遗症；中毒性肝炎，肝昏迷；癫痫，帕金森病，阿尔茨海默病；精神分裂症，面神经炎；上呼吸道感染，气管炎，病毒性肺炎；急性咽炎，口腔炎，口腔溃疡；慢性溃疡性结肠炎，中毒性痢疾；睑缘炎，疱疹性角膜炎，角膜溃疡；胃溃疡等	《麻症集成》牛黄珍珠散	牛黄：入丸散，每次0.15~0.35g；珍珠：入丸散，每次0.1~0.3g

续表

证	药对	症状	功效	应用	方源	剂量
肝风内动→痉挛抽搐	钩藤与白芍	心肝蕴热致小儿惊悸，夜啼，高热抽搐；阴虚阳亢眩晕头痛等	息风止痉，养血柔肝	高血压，梅尼埃病，甲状腺功能亢进；病毒性脑炎，结核性脑膜炎；中风先兆及中风后遗症；焦虑症，抑郁症；颈椎病，椎基底动脉供血不足；癫痫，帕金森病，抽动秽语综合征，特发性震颤，小儿舞蹈症，破伤风；三叉神经痛，神经性头痛，面神经瘫痪，坐骨神经痛；雷诺综合征，干燥综合征等	《通俗伤寒论》羚羊钩藤汤	钩藤：3~12g；白芍：6~15g
	钩藤与全蝎	小儿惊风，发热头痛，四肢抽搐；肝阳眩晕头痛等	息风止痉，平抑肝阳	原发性高血压、动脉硬化头痛，梅尼埃病；血管神经性头痛，三叉神经痛，坐骨神经痛；面神经瘫痪，中风及中风后遗症；癫痫，帕金森病，抽动秽语综合征，小儿舞蹈症等	《医级》钩蝎煎	钩藤：3~12g；全蝎：3~6g
	天麻与钩藤	肝阳上亢之头痛头胀，耳鸣目眩，少寐多梦；肝阳化风半身不遂，口眼㖞斜等	息风止痉，平抑肝阳	原发性高血压，高脂血症，颈椎病眩晕，梅尼埃病；焦虑症，抑郁症头痛头晕；小儿热性惊厥，病毒性脑炎，结核性脑膜炎，破伤风；脑动脉硬化症，出血性、缺血性脑卒中，中风后遗症；癫痫，帕金森病，抽动秽语综合征，阿尔茨海默病；面神经瘫痪，三叉神经痛，血管神经性头痛；慢性咳嗽等	《杂病证治新义》天麻钩藤饮	天麻：3~10g；钩藤：3~12g
	天麻与羚羊角	小儿急惊风之高热抽搐，牙关紧闭，眼目上视；肝阳化风等	息风止痉，清热平肝	原发性高血压，颈椎病眩晕，梅尼埃病；小儿热性惊厥，病毒性脑膜炎，结核性脑膜炎，破伤风；出血性、缺血性脑卒中，中风后遗症；	《金匮翼》肝风天麻散；《医宗金鉴》钩藤饮	天麻：3~10g；羚羊角：1~3g（研粉，每次0.3~0.6g）

证	药对	症状	功效	应用	方源	剂量
				癫痫,帕金森病,小儿舞蹈症,抽动秽语综合征;神经衰弱,三叉神经痛等		
	天麻与僵蚕	肝风内动抽搐,中风偏瘫肢体麻木,面部抽搐或麻木,肝阳眩晕等	息风止痉,平肝祛风	原发性高血压,梅尼埃病,颈椎病眩晕,脑震荡后综合征;脑动脉硬化症,缺血性脑卒中,中风后遗症,小儿麻痹后遗症;癫痫,帕金森病,抽动秽语综合征,小儿舞蹈症;血管神经性头痛,面神经瘫痪,糖尿病周围神经病变等	《新中医》天麻僵蚕汤	天麻:3~10g;僵蚕:5~10g
肝风内动→痉挛抽搐	地龙与僵蚕	风痰阻络之面神经瘫痪,小儿慢脾惊风,高热惊风抽搐等	息风止痉	病毒性脑炎,结核性脑膜炎,热性惊厥;脑动脉硬化症,缺血性脑卒中,中风后遗症,小儿麻痹后遗症;癫痫,帕金森病,抽动秽语综合征;颈椎病,感染性多发性神经根炎,三叉神经痛,血管神经性头痛,强直性脊柱炎,类风湿关节炎,支气管炎,过敏性哮喘等	《直指小儿方》白僵蚕	地龙:5~10g;僵蚕:5~10g
	地龙与全蝎	小儿急慢惊风抽搐;偏正头痛不可忍;中风后遗症之偏瘫肢麻等	息风止痉通络止痛	出血性、缺血性脑卒中,中风后遗症,小儿麻痹后遗症,脑部肿瘤;癫痫,帕金森病,抽动秽语综合征;面神经瘫痪,三叉神经痛,血管神经性头痛;支气管炎,慢性阻塞性肺疾病;带状疱疹,白塞综合征;风湿性关节炎,类风湿关节炎,强直性脊柱炎等	《普济方》引《保婴全方》缓风散	地龙:5~10g;全蝎:3~6g

证	药对	症状	功效	应用	方源	剂量
肝风内动↓痉挛抽搐	地龙与黄芪	中风半身不遂，口眼㖞斜，语言謇涩，口角流涎，小便频数等	补气通络	缺血性脑卒中，中风后遗症，小儿麻痹后遗症，面神经瘫痪；心脏神经症，冠心病心绞痛；癫痫，帕金森病，血管性痴呆，抽动秽语综合征；高血压、颈椎病眩晕；糖尿病视网膜病变，糖尿病周围神经病变，血栓闭塞性脉管炎；三叉神经痛，坐骨神经痛；慢性肾炎，肾病综合征，慢性肾衰，前列腺增生；风湿性关节炎，类风湿关节炎，强直性脊柱炎，膝骨关节炎；慢性支气管炎，支气管哮喘；酒精性脂肪肝，肝硬化；变应性鼻炎等	《医林改错》补阳还五汤	地龙：5~10g；黄芪：9~30g
	全蝎与蜈蚣	肝风内动抽搐，小儿急惊抽搐，癫痫，面神经瘫痪，震颤麻痹；风湿顽痹，癥积等	息风止痉，通络止痛，攻毒散结	乙型脑炎及病毒性脑炎后遗症，小儿麻痹症；缺血性脑卒中，中风后遗症；颅内肿瘤，面神经瘫痪，帕金森病，抽动秽语综合征，破伤风；冠心病心绞痛，下肢闭塞性动脉硬化；三叉神经痛，坐骨神经痛，血管神经性头痛，带状疱疹后遗神经痛，颈椎病，肩周炎，风湿性关节炎，类风湿关节炎，强直性脊柱炎，膝骨关节炎，痛风；肺癌、肝癌、胃癌等癌性疼痛，颈淋巴结结核；慢性肾小球肾炎，前列腺炎；糖尿病，糖尿病周围神经病变；重症哮喘等	《证治准绳》摄风散	全蝎：3~6g；蜈蚣：3~5g。二药研末吞服：每次0.6~1g

证	药对	症状	功效	应用	方源	剂量
肝风内动↓痉挛抽搐	全蝎与僵蚕	面神经瘫痪，肝阳化风，半身不遂，手足麻木，口眼㖞斜等	息风止痉，通络止痛	乙型脑炎后遗症，结核性脑膜炎，小儿麻痹症；缺血性脑卒中，中风后遗症，血管性痴呆；癫痫，帕金森病，抽动秽语综合征，破伤风；三叉神经痛，坐骨神经痛，血管神经性头痛，带状疱疹后遗神经痛；颈椎病，风湿性关节炎，类风湿关节炎；支气管炎，过敏性哮喘；糖尿病及糖尿病周围神经病变；慢性咽炎，颈淋巴结结核；痔疮等	《施今墨对药临床经验集》含此药对	全蝎：3~6g；僵蚕：5~10g

第十五章 闭证神昏

一、基本概念

神志昏迷，又称昏愦，指神志丧失，对环境刺激缺乏反应的一个症状。轻者称晕厥或昏厥。

闭证神昏，是因热毒、痰浊、外伤、瘀血、寒凝、湿浊等实邪闭阻心窍，导致神明失用引起以神志昏迷，不省人事，牙关紧闭，两手固握有力等为主要表现的证候。

常见于温病热、癫痫、中风、胸痹痛等危急重病证。

二、证型分类

因闭证神昏的病因及证型不同，其兼有症状各异。分类及辨证要点如表15-1所示。

表15-1 闭证神昏的分类及辨证要点

类型		辨证要点
闭证神昏	热闭神昏	神志昏迷、不省人事伴见面红、身热、苔黄、脉数
	寒闭神昏	神志昏迷、不省人事伴见面青、身凉、苔白、脉迟
组方选药及其药理作用	选药	依据证型，常以开窍药为主与消除病因之品配伍组方；一般忌用于脱证神昏
	药理作用	依据闭证神昏的辨证要点，药物通过兴奋或抑制中枢神经系统功能、抗脑缺血、预防缺血再灌注损伤、改善记忆和认知障碍、抗炎、抗血栓、降血脂等作用可缓解症状

三、常用药对

依据主治证型，用于闭证神昏的常用药对如表15-2所示。

表 15-2　用于闭证神昏的药对

证	药对	症状	功效	应用	方源	剂量
闭证神昏	麝香与牛黄	热病惊厥，神昏谵语；中风，中暑，痰厥神昏等	化痰开窍，清热解毒	病毒性脑炎，结核性脑膜炎，流行性脑脊髓膜炎，中毒性脑病，肺性脑病，热性惊厥，脑动脉硬化症，缺血性脑卒中，中风后遗症，败血症；流行性感冒，化脓性扁桃体炎，病毒性肺炎，脓胸及支气管胸膜瘘；癫痫，抽动秽语综合征，血管性痴呆，破伤风；高脂血症，慢性充血性心力衰竭，冠心病心绞痛；流行性出血热，肾盂肾炎，急慢性肾小球肾炎，肾病综合征；慢性肝炎，早期肝硬化；肝癌，胰腺癌，鼻咽癌，乳腺癌；膝骨关节炎，骨髓炎；痔疮等	《温病条辨》安宫牛黄丸	麝香：入丸散0.03~0.1g；牛黄：入丸散，每次0.15~0.35g
	麝香与冰片	中风，痰厥，感染致高热神昏抽搐，癫痫，胸痹心痛昏厥；外用于痈疽肿毒，跌打损伤等	开窍醒神，消肿止痛	病毒性脑炎，结核性脑膜炎，流行性脑脊髓膜炎，肺炎中毒性脑病，高血压脑病，颅脑外伤，中枢神经系统感染，热性惊厥，急性酒精中毒，电击伤；中毒性肝炎，肝昏迷；出血性、缺血性脑卒中，中风后遗症；慢性充血性心力衰竭，冠心病心绞痛；流行性感冒，急性化脓性扁桃体炎，重症肺炎；猩红热，斑疹伤寒，霍乱；癫痫，抽动秽语综合征，阿尔茨海默病；急性化脓性中耳炎，淋巴结核；糖尿病足溃疡等	《新编中成药手册》醒脑静注射液；《中药成方配本》冰麝无价散	麝香：入丸散0.03~0.1g；冰片：入丸散0.15~0.3g

续表

证	药对	症状	功效	应用	方源	剂量
闭证神昏	麝香与羚羊角	温邪内陷心包,高热惊厥,重度昏迷;中风神昏等	开窍醒神,清热解毒	病毒性脑炎,流行性脑脊髓膜炎,中毒性脑病,肝性脑病,高热昏迷;出血性、缺血性脑卒中,中风后遗症;癫痫,破伤风,阿尔茨海默病;心脏神经症,冠心病心绞痛;肺炎,支气管炎;复发性口腔溃疡等	《温病刍言》回苏散	麝香:入丸散0.03~0.1g;羚羊角:研粉,每次0.3~0.6g
	冰片与丹参、三七	胸痹,症见胸闷,心前区刺痛属气滞血瘀型;中风等	行气活血,开窍止痛	冠心病心绞痛,充血性心力衰竭,高血压,高脂血症,慢性肺源性心脏病;中枢性睡眠呼吸暂停,脑动脉硬化症,缺血性脑卒中;糖尿病,糖尿病视网膜病变;脂肪肝,肝硬化;慢性阻塞性肺疾病,支气管肺炎,支气管哮喘;隐匿性肾炎单纯血尿,原发肾病综合征;面神经瘫痪,肋间神经痛;血管神经性头痛,颈椎病头晕头痛;慢性胃炎,胃溃疡等	《中国药典》(2025年版)复方丹参滴丸	冰片:入丸散0.15~0.3g;丹参:10~15g;三七:3~9g
	冰片与川芎	胸痹,症见胸闷,心前区疼痛属气滞血瘀型	行气活血止痛	冠心病心绞痛,心肌梗死,心脏神经症,心律失常,肺心病,胆心综合征;脑动脉硬化症,脑震荡后综合征,缺血性脑卒中,中风后遗症;原发性高血压伴抑郁症,癔症;血管性头痛,三叉神经痛;带状疱疹后遗神经痛,肋间神经痛;肾结石,肾绞痛;神经性呕吐,急性胃肠痉挛腹痛;口腔溃疡,支气管哮喘等	《中华人民共和国卫生部药品标准》速效救心丸	冰片:入丸散0.15~0.3g;川芎:3~10g

续表

证	药对	症状	功效	应用	方源	剂量
闭证神昏	牛黄与冰片	小儿惊风高热,手足抽搐,痰涎壅盛,神昏谵语;癫狂,目神呆滞;咽喉肿痛,牙龈肿痛等	开窍醒神,清热解毒	病毒性脑炎,流行性脑炎等高热昏迷惊厥,急性一氧化碳中毒;出血性、缺血性脑卒中,中风后遗症,严重脑外伤,颅脑损伤;冠心病,心绞痛,高血压,心律失常;癫痫,帕金森病;急性扁桃体炎,流行性感冒,腮腺炎;口腔溃疡,化脓性中耳炎;宫颈柱状上皮异位,前列腺炎等	《中国药典》(2020年版)牛黄千金散	牛黄:入丸散,每次0.15~0.35g;冰片:入丸散0.15~0.3g
	牛黄与黄连、栀子	温热毒邪内陷心包,烦热神昏,谵语抽搐;中风神昏,癫狂热盛等	清热解毒,清心开窍	病毒性脑炎,流行性脑炎,中毒性肺炎,重症肝炎昏迷,热性惊厥;缺血性脑卒中,中风后遗症;焦虑症,抑郁症,精神分裂症;神经性头痛,癫痫,抽动秽语综合征;流行性感冒,扁桃体炎,病毒性肺炎;口腔溃疡,慢性咽炎,鼻炎;乙型肝炎,急性胰腺炎等	《痘疹心法》牛黄清心丸	牛黄:入丸散,每次0.15~0.35g;黄连:2~5g;栀子:6~10g
	苏合香与麝香	中风口眼㖞斜,不省人事,卒暴心痛,小儿惊痫,胸痹,气厥神昏等	开窍醒神,温散止痛	乙型脑炎,流行性脑脊髓膜炎,肝昏迷,食物中毒,尿毒症;脑震荡,缺血性脑卒中,中风后遗症;冠心病,心绞痛,慢性心力衰竭;癫痫,癔症;三叉神经痛,面神经瘫痪;霍乱吐泻,结核等	《奇方类编》苏合丸	苏合香:入丸剂0.3~1g;麝香:入丸散0.03~0.1g
	苏合香与冰片	中风昏厥,口噤;胸痹心痛,霍乱吐泻神昏等	芳香开窍,止痛	乙型脑炎,流行性脑脊髓膜炎,肝昏迷;冠心病心绞痛,高脂血症,急性心肌梗死;缺血性脑卒中,	《中药制剂手册》冠心苏和丸	苏合香:入丸剂0.3~1g;冰片:入丸散0.15~0.3g

证	药对	症状	功效	应用	方源	剂量
闭证神昏				中风后遗症；癫痫，癔症，精神分裂症；面神经瘫痪；胆道蛔虫症，胆绞痛；变应性鼻炎，寻常性银屑病等		
	石菖蒲与郁金	湿温病热郁心包之神昏发热，谵语，惊痫，癫狂，血热出血证，胸痹胸闷等	开窍醒神，行气解郁	乙型脑炎，流行性脑脊髓膜炎，肺性脑病，一氧化碳中毒脑病，脑膜瘤；流行性感冒，脓毒血症；心脏神经症，心律失常，冠心病心绞痛；缺血性脑卒中，中风后遗症；神经衰弱，发作性睡病，阿尔茨海默病；抑郁症，精神分裂症，癫痫，帕金森病，抽动秽语综合征；糖尿病，肥胖；神经性聋，突发性聋，阻塞性睡眠呼吸暂停；高血压，梅尼埃病，颈椎病眩晕；慢性咽炎，支气管哮喘；小儿遗尿，尿毒症；弥漫性食管痉挛，慢性胃炎；围绝经期综合征等	《温病全书》菖蒲郁金汤	石菖蒲：3~10g；郁金：3~10g
	石菖蒲与远志	痰湿蒙蔽清窍之神志昏迷，抽搐，失眠健忘，癫狂，痴呆，久心痛等	开窍醒神，宁心安神	焦虑症，抑郁症，神经衰弱，精神分裂症，阿尔茨海默病认知障碍，多系统萎缩；心脏神经症，冠心病心绞痛，室性早搏等心律失常，癫痫，帕金森病，抽动秽语综合征；小儿遗尿，肾病综合征；经前期综合征，围绝经期综合征；睡眠呼吸暂停综合征等	《圣济总录》《奇效良方》远志汤；《千金方》定志小丸	石菖蒲：3~10g；远志：3~10g

第十六章 虚 证

一、基本概念

虚证与实证相对而言，是指人体正气不足，脏腑功能衰退、物质亏耗所表现的证候。症见面色不华，精神疲惫，气短音低，自汗盗汗，头晕眼花，心悸失眠，饮食减少，舌质淡胖或瘦瘪，脉虚细无力等。

二、证型分类

虚证多由人体气血阴阳虚衰引起，故有气虚证、血虚证、阴虚证、阳虚证之别。分类及辨证要点如表 16-1 所示。

表 16-1 虚证的分类及辨证要点

类型		辨证要点	
虚证	气虚证	神疲乏力，气短息弱，声低懒言，动则加重，自汗，舌淡嫩、脉虚无力	
	脾气虚 / 下陷证	食少腹胀，食后尤甚，便溏，神疲肢倦，舌淡苔白、脉缓弱等	
		或兼面浮肢肿，脘腹坠胀，脱肛，胃、肾、子宫等内脏下垂等	
	肺气虚证	咳喘无力，少气不足以息，动则尤甚，吐痰清稀，声低懒言，神疲体倦，自汗畏风，易感冒，舌淡苔白，脉虚等	
	血虚证	面色淡白或萎黄，唇甲淡白，头晕眼花，心悸健忘，失眠多梦，手足发麻，妇女经少经闭，月经后期，舌质淡、脉细等	
	阴虚证	午后发热，两颊发红，手足心热，虚烦盗汗，少寐多梦，舌质红绛，苔少或无，脉象细，数而无力	
	肺阴虚证	干咳，痰少，咽干、口燥、手足心热、盗汗或咳血等	
	胃阴虚证	口燥咽干，饥不欲食，胃脘隐痛，或胃脘嘈杂痞胀，大便干结	
	肝肾阴虚证	头晕目眩，眼干，耳鸣，肢体麻木，口燥咽干，失眠多梦，遗精滑精，腰膝酸痛，女子月经量少，不孕，舌红少苔等	

续表

类型		辨证要点	
虚证	阳虚证	面白唇淡,畏冷喜暖,手足厥冷,便溏久泻,舌淡胖,苔白滑,脉沉迟无力	
		生殖及性功能低下,形寒肢冷,腰膝酸软,性欲淡漠,精冷不育,宫寒不孕等	
		肾不纳气	呼多吸少,咳嗽喘促
		火不生土	腹中冷痛,黎明泄泻
		精血亏虚	成人:头晕目眩,耳鸣耳聋,须发早白,筋骨痿软等早衰 小儿:发育不良,囟门不合,齿迟行迟等
		下元虚冷固摄无力	精关不固,膀胱失约见阳痿早泄,遗精滑精,尿频遗尿
			冲任失固之崩漏不止,带下清稀;气化不行之浮肿
组方选药及其药理作用	选药	依据虚证,常选择补虚药组方;又依据气血阴阳不足证型,分别选择以补气药、补血药、补阴药、补阳药为主组方	
	药理作用	依据虚证的辨证要点,药物通过调节神经-内分泌-免疫网络系统(益智、提高学习记忆功能、神经保护、改善内分泌系统功能、调节机体免疫功能、抗应激)、促进蛋白质与核酸合成、调节糖代谢、改善脂质代谢,延缓衰老(抗氧化),影响心血管系统功能(正性肌力、调节血压、抗心肌缺血、抗心律失常),促进造血系统功能,改善消化系统功能(调节胃肠运动、抗溃疡、保护胃黏膜)等作用可缓解症状	

三、常用药对

　　虚证的常用药对,如表 16-2 用于气虚证的药对、表 16-3 用于血虚证的药对、表 16-4 用于阴虚证的药对、表 16-5 用于肾阳虚证的药对所示。

表 16-2　用于气虚证的药对

证	药对	症状	功效	应用	方源	剂量
脏腑气虚证	人参与白术	脾胃气虚之腹胀,腹泻,便秘,呃逆水肿;久病体虚;心脾气虚之胸痹,心下痞满等	补气健脾	功能性消化不良,慢性胃炎,消化性溃疡;慢性肠炎,克罗恩病,溃疡性结肠炎;慢性胰腺炎腹泻,脂肪肝,慢性肝炎,肝硬化;冠心病心绞痛,病毒性心肌炎,病态窦房结综合征;慢性支气管炎,支气管哮喘,肺气肿;慢性肾炎,肾病综合征;	《太平惠民和剂局方》四君子汤,《伤寒论》理中汤	人参:3~9g;白术:6~12g

证	药对	症状	功效	应用	方源	剂量
				系统性红斑狼疮，干燥综合征，雷诺综合征；糖尿病，肥胖症；再生障碍性贫血，白细胞减少，血小板减少性紫癜；放疗化疗后辅助治疗等		
脏腑气虚证	人参与附子	元气大亏，阳气暴脱，汗出黏冷，四肢不温，呼吸微弱，或上气喘急，或大便自利，或脐腹疼痛，面色苍白，脉微欲绝；胃中虚冷，消渴病等	益气回阳救脱	心律失常，冠心病，心绞痛，心肌梗死，病毒性心肌炎，心力衰竭，扩张型心肌病，病态窦房结综合征；心源性休克，失血性休克，感染性休克；厥逆型低血压病，缺血性脑卒中，中风后遗症；慢性胃炎，胃下垂；慢性肠炎，溃疡性结肠炎脾肾阳虚型；慢性风湿性关节炎，类风湿关节炎，系统性红斑狼疮，硬皮病；甲状腺功能减退，雷诺综合征；前列腺增生，精子减少症，慢性肾炎合并肾功能衰竭；支气管哮喘，特发性肺纤维化，新冠病毒感染，重症手足口病；白细胞减少，血小板减少；海洛因依赖戒断综合征等	《重订严氏济生方》参附汤；《世医得效方》参附汤	人参：3~9g；附子：3~15g
	人参与蛤蚧	肺肾气虚之呼多吸少，声音低怯，痰稠色黄，或胸中烦热，身体消瘦，四肢浮肿等	补肺益肾，止咳定喘	慢性阻塞性肺疾病，慢性支气管炎，咳嗽变异性哮喘，心源性哮喘，肺结核，肺癌；勃起功能障碍，少弱精子症不育，早泄；性冷淡；慢性心力衰竭，肺源性心脏病，风湿性心脏病，急性心肌梗死心律失常；神经衰弱，脑梗死等	《圣济总录》独圣饼；《博济方》人参蛤蚧散	人参：3~9g；蛤蚧：3~6g

续表

证	药对	症状	功效	应用	方源	剂量
脏腑气虚证	人参与核桃仁	肺肾两虚之喘息不能卧，久咳体虚，腰膝酸软，阳痿滑精，夜尿多，便秘等	补益肺肾，纳气定喘	慢性支气管炎，支气管哮喘，肺结核，肺气肿，肺不张；高脂血症，肺源性心脏病，勃起功能障碍，少弱精子症，前列腺增生，早泄，围绝经期调养，骨质疏松症；老年习惯性便秘等	《济生方》人参胡桃汤	人参：3~9g；核桃仁：6~9g
	人参与黄芪	热病或气血虚脱，脾虚气陷，脏器下垂，脾虚食少，肺虚喘咳，气虚自汗，心脾两虚失眠，中风偏瘫，疮疡溃后不敛，早衰等	补脾益肺，固表通脉	慢性萎缩性胃炎，胃及十二指肠溃疡，胃癌；溃疡性结肠炎，克罗恩病，内脏下垂；2型糖尿病，糖尿病周围神经病变；系统性红斑狼疮，硬皮病，干燥综合征，肌肉萎缩，重症肌无力；白细胞减少，再生障碍性贫血，血小板减少性紫癜；心律失常，冠心病，心肌炎，慢性心力衰竭；抑郁症，神经衰弱，阿尔茨海默病；高脂血症，缺血性脑卒中，中风后遗症；多囊卵巢综合征，卵巢早衰，围绝经期综合征；特发性少精子症，勃起功能障碍等	《兰室秘藏》人参益气汤	人参：3~9g；黄芪：9~30g
	人参与熟地黄	气血两虚，身体消瘦，神倦乏力，惊悸健忘，耳鸣目眩，面色萎黄，病后体虚，月经不调，经闭，不孕等	补气补血	再生障碍性贫血，失血性贫血，血小板减少性紫癜，白细胞减少；神经衰弱，阿尔茨海默病；干燥综合征，系统性红斑狼疮；低血糖，低血压；心肌炎，慢性心力衰竭，风湿性心脏病二尖瓣关闭不全；卵巢早衰，排卵障碍性不孕，	《景岳全书》两仪膏	人参：3~9g；熟地黄：9~15g

证	药对	症状	功效	应用	方源	剂量
脏腑气虚证				围绝经期综合征，子宫肌瘤，多囊卵巢综合征；少弱精子症，男性性功能障碍等属气血不足		
	人参与麦冬、五味子	气阴两伤之汗多神疲，体倦乏力，气短懒言，咽干口渴；脾虚久嗽，中气不足；失眠，肺脾气虚哮喘等	补气生津，宁心安神	冠心病，心绞痛，病毒性心肌炎，糖尿病心肌病，慢性心力衰竭，心律失常，原发性高血压；肺结核，慢性支气管炎，小儿难治性肺炎，肺气肿，肺心病，支气管扩张；神经衰弱，缺血性脑卒中；缺铁性贫血；干燥综合征，硬皮病，糖尿病，甲状腺功能亢进；围绝经期综合征，卵巢早衰；血小板减少性紫癜，白细胞减少等属气阴两伤证	《医学启源》生脉散；《幼幼集成》人参五味子汤	人参：3~9g；麦冬：6~12g；五味子：2~6g
	人参与天花粉	气阴不足，肺燥之口干舌燥，内热消渴；虚热咳嗽，气喘吐血等	补气养阴，生津润燥	肺结核，慢性阻塞性肺疾病，支气管哮喘，肺间质纤维化；糖尿病，甲状腺功能亢进，干燥综合征；围绝经期综合征等属气阴两虚证	《万病回春》参花散	人参：3~9g；天花粉：10~15g
	黄芪与白术	脾虚气陷之脏器下垂；脾虚泄泻，水肿；肺虚咳嗽，自汗；痈肿难溃等	补肺健脾，固表利水	慢性胃炎，急性胃肠炎，胃及十二指肠溃疡；子宫脱垂，胃黏膜脱垂；溃疡性结肠炎，肠易激综合征，克罗恩病；上呼吸道感染，慢性阻塞性肺疾病；慢性肾炎，肾病综合征，肾功能不全；慢性肝炎，肝硬化；卵巢早衰，围绝经期综合征，黄体功能不足，先兆流产；	《医方类聚》玉屏风散	黄芪：9~30g；白术：6~12g

证	药对	症状	功效	应用	方源	剂量
脏腑气虚证				再生障碍性贫血，血小板减少性紫癜，白细胞减少；病毒性心肌炎，心律失常；银屑病，荨麻疹；脊髓性肌萎缩，重症肌无力；慢性骨髓炎，变应性鼻炎等属脾肺气虚证		
	黄芪与升麻、柴胡	气虚下陷，脏器下垂，小便滴沥，癃闭不通等	补气升陷	胃下垂，肾下垂，肝下垂，脱肛，子宫下垂，重症肌无力；心律失常，病毒性心肌炎，心功能不全，肺心病；功能失调性子宫出血，围绝经期综合征，卵巢囊肿，经前期综合征，阴道炎，盆腔炎；前列腺增生，尿潴留；脂肪肝，慢性肝炎，肝硬化；血管神经性头痛，三叉神经痛，缺血性脑卒中，中风后遗症，阿尔茨海默病；溃疡性结肠炎，肠易激综合征，克罗恩病；再生障碍性贫血，血小板减少性紫癜，白细胞减少等	《医学衷中参西录》升麻黄芪汤	黄芪：9~30g；升麻：3~10g；柴胡：3~10g
	黄芪与当归	血虚气弱，阳浮发热证；经期或产后血虚发热，产后乳少，大气下陷之心冷气短；疮疡溃后不愈，虚劳，痴呆，中风偏瘫等	补气生血	失血性贫血，再生障碍性贫血，营养性贫血，血小板减少性紫癜，过敏性紫癜，白细胞减少；高脂血症，冠心病心绞痛，心房颤动，慢性心力衰竭；脑动脉硬化症，阿尔茨海默病，脑膜炎，缺血性脑卒中，中风后遗症，帕金森病，血栓闭塞性脉管炎；	《内外伤辨惑论》当归补血汤；《济阴纲目》黄芪当归汤；《医学衷中参西录》回阳升陷汤	黄芪：9~30g；当归：6~12g

续表

证	药对	症状	功效	应用	方源	剂量
脏腑气虚证				类风湿关节炎，脊髓灰质炎后遗症，失用性肌萎缩，骨质疏松症，股骨头缺血性坏死，膝骨关节炎；肾间质纤维化，慢性肾功能衰竭，肾病综合征；脂肪肝，肝硬化；糖尿病心肌病，糖尿病肾病，糖尿病周围神经病变；功能失调性子宫出血，卵巢早衰，围绝经期综合征；克罗恩病，溃疡性结肠炎；慢性阻塞性肺疾病，肺纤维化；系统性红斑狼疮，硬皮病；功能性便秘等属气血两虚证或气虚血瘀证		
	黄芪与山药	久病体虚，气津两伤，消渴多饮；脾虚食少；腹泻便溏；咳嗽气喘等	补气健脾，生津益肺	风湿性心脏病，冠心病，心肌炎，慢性心力衰竭，心源性水肿；慢性肾小球肾炎，肾病综合征，慢性肾衰竭；风湿性关节炎，类风湿关节炎，骨质增生硬化，腰膝关节疼痛；高脂血症，高尿酸血症，肥胖症，甲状腺功能减退，2 型糖尿病，糖尿病肾病；脂肪肝，酒精性肝硬化；围绝经期综合征，复发性流产，多囊卵巢综合征；慢性腹泻等气虚水停证	《医学衷中参西录》玉液汤	黄芪：9~30g；山药：15~30g
	黄芪与党参	产育气虚脱肛，泻痢；脾胃受伤之口舌生疮；消渴病等	补气升阳	功能性消化不良，慢性胃炎，胃及十二指肠溃疡；克罗恩病，慢性溃疡性结肠炎；慢性肾炎，慢性肾衰竭；2 型糖尿病，	《经验喉科紫珍集》参芪安胃散	黄芪：9~30g；党参：9~30g

证	药对	症状	功效	应用	方源	剂量
脏腑气虚证				糖尿病肾病；肿瘤患者放疗、化疗所致白细胞和血小板减少，再生障碍性贫血；帕金森病，阿尔茨海默病；系统性红斑狼疮，干燥综合征，硬皮病；重症肌无力，肌肉萎缩等属气血虚证		
	黄芪与丹参	气虚血瘀型胸痹，胸闷，心悸，气短，胃下垂，月经不调，压疮等	补气活血	冠心病，心绞痛，心肌梗死，急性病毒性心肌炎，急慢性心力衰竭，肺源性心脏病；脂肪肝，慢性乙型肝炎，肝硬化；脑血管痉挛，脑出血，缺血性脑卒中，血管性痴呆，颈性头晕；糖尿病，糖尿病肾病；狼疮性肾炎，肾病综合征，急慢性肾衰竭，慢性前列腺炎；肺结核，支原体肺炎，慢性阻塞性肺疾病；卵巢早衰，多囊卵巢综合征；慢性疲劳综合征；再生障碍性贫血，血小板减少性紫癜，白细胞减少等属气虚血瘀型	《千金方》黄芪理中汤	黄芪：9~30g；丹参：10~15g
	黄芪与葛根	气阴两虚之内热消渴；虚人伤酒，内热恶寒等	补气养阴，生津止渴	高血压，高脂血症，糖尿病；病毒性心肌炎，糖尿病心肌病，冠心病心绞痛，肺源性心脏病，慢性心力衰竭；缺血性脑卒中，中风后遗症，阿尔茨海默病；颈椎病，强直性脊柱炎；周围血管疾病，雷诺综合征；糖尿病肾病，慢性肾功能不全；重症肌无力等属气津不足证	《证治汇补》黄芪葛根汤	黄芪：9~30g；葛根：10~15g

证	药对	症状	功效	应用	方源	剂量
脏腑气虚证	党参与白术	脾虚食少便溏，水肿；肺肾虚寒，咳嗽多痰喘急等	补气健脾	反流性食管炎，慢性胃炎，胃及十二指肠溃疡，糖尿病性胃轻瘫，顽固性呕吐；消化不良性腹泻，肠易激综合征，慢性溃疡性结肠炎，克罗恩病；脂肪肝，慢性肝炎，肝硬化；先兆流产，黄体功能不足，卵巢早衰，子宫肌瘤，子宫腺肌病，围绝经期综合征，骨质疏松症；慢性肾小球肾炎，慢性肾衰竭，肾病综合征，2 型糖尿病，干燥综合征；冠心病心绞痛，慢性心力衰竭，高血压，闭塞性动脉硬化；血小板减少，缺铁性贫血，再生障碍性贫血，白细胞减少；慢性支气管炎，慢性阻塞性肺疾病，变应性鼻炎，口腔溃疡，慢性咽炎；缺血性脑卒中等	《医门八法》六君子煎	党参：9~30g；白术：6~12g
	党参与当归	气血不足或血虚兼瘀之月经不调，痛经，经闭，病后、产后血虚等	补气补血	慢性胃炎，胃溃疡；肠易激综合征，慢性溃疡性结肠炎，功能性便秘；病毒性心肌炎，冠心病心绞痛；放疗、化疗导致红细胞、白细胞及血小板减少，再生障碍性贫血；子宫肌瘤，子宫腺肌病，子宫内膜异位症，多囊卵巢综合征，卵巢早衰，黄体功能不足性不孕，排卵障碍性不孕；神经衰弱，焦虑症，抑郁症；间质性肺炎，支气管哮喘；带状疱疹，荨麻疹；血管神经性头痛等属气血虚滞证	《经验方》参芪补膏	党参：9~30g；当归：6~12g

续表

证	药对	症状	功效	应用	方源	剂量
脏腑气虚证	党参与丹参	气血不足兼瘀之胸痹心痛,胃痛等	益气宁心,活血化瘀	慢性胃炎,反流性食管炎,胃溃疡;慢性溃疡性结肠炎,克罗恩病;心律失常,冠心病心绞痛,心肌炎,慢性心力衰竭;高脂血症,原发性高血压,闭塞性动脉硬化;急性缺氧性脑损伤,高原反应,缺血性脑卒中;经前期综合征,慢性盆腔炎,子宫腺肌病,多囊卵巢综合征,先兆流产,骨质疏松症;脂肪肝,慢性肝炎,肝硬化;咳嗽变异性哮喘,肺纤维化;尿路结石,慢性肾炎,肾病综合征,慢性肾衰竭;2型糖尿病,糖尿病周围神经病变;营养性贫血,血小板减少性紫癜,过敏性紫癜;干燥综合征,系统性红斑狼疮,硬皮病等属气虚血滞证	《中药成方制剂》复方党参片	党参:9~30g;丹参:10~15g
	白术与莲子	脾虚不运,湿浊下注之便溏泄泻,食少纳呆,消瘦乏力,胸脘痞闷,面色无华等	补气健脾,渗湿止泻	慢性胃炎,胃溃疡,功能性消化不良,糖尿病性胃肠道功能紊乱;肠易激综合征,慢性结肠炎;慢性肝炎,肝硬化;无排卵型功能失调性子宫出血,卵巢早衰;焦虑症,神经衰弱;心律失常,冠心病;慢性肾炎,肾病综合征等属脾虚不运、水湿内停证	《太平惠民和剂局方》参苓白术散	白术:6~12g;莲子:6~15g

证	药对	症状	功效	应用	方源	剂量
脏腑气虚证	白术与白芍	脾虚肝旺之肠鸣腹痛，大便泄泻，泻必腹痛，泻后痛缓等	补脾柔肝，燥湿止泻	慢性萎缩性胃炎，消化性溃疡；急性肠炎，肠易激综合征，慢性溃疡性结肠炎，克罗恩病；功能失调性子宫出血，子宫肌瘤，子宫腺肌病，子宫内膜异位症，卵巢早衰，黄体功能不足，先兆流产，围绝经期综合征，多囊卵巢综合征，排卵障碍性不孕，产后缺乳，乳腺增生；焦虑症，抑郁症，神经衰弱；脂肪肝，慢性肝炎，肝硬化，慢性胰腺炎；风湿性关节炎，类风湿关节炎，膝关节骨质增生硬化；系统性硬皮病，系统性红斑狼疮；血管性痴呆，脑供血不足眩晕；慢性肾炎，慢性肾衰竭；口腔溃疡等属脾虚肝郁证	《素问病机气宜保命集》白术芍药汤	白术：6~12g；白芍：6~15g
	白术与附子	脾肾阳虚、水湿内停致水肿、眩晕；肠胃虚寒夹湿，肠鸣泄泻，自汗；风湿痹证，身体疼痛等	健脾温阳利水	慢性胃炎，胃肠神经症；慢性肠炎，慢性溃疡性结肠炎，功能性便秘；风湿性关节炎，类风湿关节炎，强直性脊柱炎，坐骨神经痛；多囊卵巢综合征，卵巢囊肿，子宫肌瘤；风湿性心脏病，冠心病，慢性心功能不全；系统性红斑狼疮，硬皮病，闭塞性动脉硬化，中风后失语；慢性肾炎，慢性肾衰竭；变应性鼻炎等属于脾肾阳虚证	《金匮要略》《永类钤方》白术附子汤	白术：6~12g；附子：3~15g

续表

证	药对	症状	功效	应用	方源	剂量
脏腑气虚证	山药与白术	脾虚胃弱，腹泻，或咳嗽痰多，消渴病等	益气健脾	功能性消化不良，慢性胃炎，胃溃疡；肠易激综合征，克罗恩病，慢性溃疡性结肠炎；糖尿病，干燥综合征；慢性肾炎，肾病综合征，肾功能衰竭；卵巢早衰，黄体功能不足性不孕；慢性支气管炎，支气管哮喘等属肺脾气虚证	《普济方》参苓白术散	山药：15~30g；白术：6~12g
	甘草与大枣	气血不足之脏躁，精神恍惚，常悲伤欲哭，不能自主，睡眠不安，甚则言行失常，呵欠频作等	益气养血	焦虑症，抑郁症，神经衰弱，癔症，精神分裂症，小儿夜啼，癫痫，帕金森病；围绝经期综合征，心脏神经症；消化不良，急慢性胃炎；肠易激综合征，慢性结肠炎；慢性咽炎，慢性支气管炎，肺结核；银屑病等属气血不足证	《金匮要略》甘麦大枣汤	甘草：2~10g；大枣：6~15g
	甘草与茯苓	心脾不足，水饮停心之心悸，气短，眩晕呕吐，面浮肢肿；胸痹等	益气宁心	慢性胃炎，功能性消化不良，胃及十二指肠溃疡；冠心病，心律失常，慢性心力衰竭，心源性水肿；慢性支气管炎，肺结核，慢性阻塞性肺疾病，肺动脉高压；脂肪肝，慢性肝炎，肝硬化；前列腺增生，慢性肾炎，肾病综合征，慢性肾衰竭；梅尼埃病等属心脾气虚证	《伤寒论》茯苓甘草汤	甘草：2~10g；茯苓：10~15g

表 16-3　用于血虚证的药对

证	药对	症状	功效	应用	方源	剂量
血虚证	熟地黄与白芍	阴血不足眩晕,心悸健忘,月经不调,后期量少,闭经,不孕症,胎动不安,崩漏等	补血养阴	失血性贫血,再生障碍性贫血,白细胞减少,血小板减少;功能失调性子宫出血,子宫肌瘤,子宫内膜异位症,多囊卵巢综合征,卵巢囊肿,卵巢早衰,复发性流产,围绝经期综合征;心肌缺血,心律失常;神经衰弱,阿尔茨海默病;干燥综合征,系统性红斑狼疮,糖尿病;肺结核,骨与关节结核;神经性皮炎等	《太平惠民和剂局方》四物汤	熟地黄:9~15g;白芍:6~15g
	熟地黄与枸杞子	精血不足之早衰,视物昏花,腰膝酸软,阳痿,病后体虚等	补益精血	再生障碍性贫血,失血性贫血,白细胞减少,血小板减少;功能失调性子宫出血,卵巢早衰,多囊卵巢综合征,免疫性不孕,排卵障碍性不孕,围绝经期综合征;少弱精子症,精子异常,勃起功能障碍,慢性前列腺炎;慢性肾炎,慢性肾衰竭;原发性视网膜色素变性,干眼症,视疲劳;干燥综合征,系统性红斑狼疮,糖尿病,糖尿病肾病;脑动脉硬化症,缺血性脑卒中,阿尔茨海默病,帕金森病;脂肪肝,慢性肝炎,肝纤维化;骨质疏松症,股骨头坏死,强直性脊柱炎;神经性脱发等	《景岳全书》熟地黄枸杞子酒	熟地黄:9~15g;枸杞子:6~12g

证	药对	症状	功效	应用	方源	剂量
	熟地黄与制何首乌	精血亏虚之面色枯槁，眩晕耳鸣，早衰，崩漏，月经不调，腰膝酸软等	补血益精	贫血，白细胞、血小板减少；功能失调性子宫出血，排卵障碍性不孕，多囊卵巢综合征，卵巢早衰，围绝经期综合征，骨质疏松症；男性阴茎勃起功能障碍，少弱精子症不育；高脂血症，动脉硬化，脂肪肝；神经衰弱，阿尔茨海默病；神经性脱发，头皮脂溢性皮炎；慢性湿疹，荨麻疹，银屑病；老年性白内障等属于精血亏虚证	《眼科临证录》熟地首乌汤	熟地黄：9~15g；制何首乌：6~12g
血虚证	熟地黄与女贞子	精血亏虚之早衰；纵欲过度，精血暗耗，两足痿弱，行则膝痛；不孕不育等	滋肾补髓	放化疗所致白细胞、血小板减少；卵巢早衰，黄体功能不足，排卵障碍性不孕，多囊卵巢综合征，围绝经期综合征；男性阴茎勃起功能障碍，少弱精子症不育，慢性前列腺炎；干燥综合征，系统性红斑狼疮；神经衰弱，阿尔茨海默病，帕金森病；高脂血症，脑动脉硬化症；白癜风，银屑病，荨麻疹，神经性脱发；干眼症，视疲劳等	《辨证录》充髓汤	熟地黄：9~15g；女贞子：6~12g
	当归与熟地黄	血虚眩晕，早衰，腹痛；月经不调，经闭，痛经，崩漏，不孕症；气短气紧，久咳久喘等	补血益精	再生障碍性贫血，白细胞、血小板减少；功能失调性子宫出血，卵巢早衰，黄体功能不足，多囊卵巢综合征，卵巢囊肿，子宫内膜异位症，先兆流产，复发性流产，围绝经期综合征，	《素问病机气宜保命集》当归地黄汤	当归：6~12g；熟地黄：9~15g

证	药对	症状	功效	应用	方源	剂量
血虚证				子宫肌瘤；少弱精子症，男性性功能障碍；高脂血症，心律失常，冠心病心绞痛；阿尔茨海默病，缺血性脑卒中，中风后遗症；干燥综合征，系统性红斑狼疮，硬皮病，脂肪肝，慢性肝炎，肝硬化；慢性支气管炎，支气管哮喘；慢性荨麻疹，银屑病；便秘等		
	当归与白芍	血虚头晕心悸；妊娠或经期腹痛，肝脾两虚，腹中拘急，绵绵作痛等	补血调经，柔肝止痛	贫血，白细胞、血小板减少；功能失调性子宫出血，子宫内膜炎，盆腔炎，子宫肌瘤，子宫内膜异位症，子宫腺肌病，经前期综合征，多囊卵巢综合征，卵巢囊肿，黄体功能不足，围绝经期综合征；精索静脉曲张，精子畸形，少弱精子症；焦虑症，抑郁症，神经衰弱，精神分裂症；血管神经性头痛，阿尔茨海默病，帕金森病，抽动秽语综合征，癫痫；慢性肝炎，脂肪肝，肝硬化；慢性胃炎，胃溃疡，肠易激综合征，克罗恩病，溃疡性结肠炎；系统性红斑狼疮，硬皮病等	《金匮要略》当归芍药散	当归：6~12g；白芍：6~15g
	当归与川芎	产后失血过多，崩漏，眩晕，腹痛，经闭，胎漏下血，血虚头痛等	补血活血，调经止痛	再生障碍性贫血，白细胞、血小板减少；血管神经性头痛，三叉神经痛，良性颅内压增高症；慢性脑供血不足眩晕，缺血性脑卒中，	《太平惠民和剂局方》川芎汤；《普济方》立效散	当归：6~12g；川芎：3~10g

续表

证	药对	症状	功效	应用	方源	剂量
				中风后遗症,肌萎缩侧索硬化;阿尔茨海默病,帕金森病,抽动秽语综合征,癫痫;功能失调性子宫出血,子宫肌瘤,子宫内膜异位症,子宫腺肌病,黄体功能不足,先兆流产,复发性流产,多囊卵巢综合征,经前期综合征,围绝经期综合征;慢性肝炎,脂肪肝,肝硬化;高脂血症,心律失常,冠心病心绞痛;颈椎病,风湿性关节炎,类风湿关节炎,骨质疏松症等		
血虚证	阿胶与艾叶	妇人崩漏下血,月经后期,流产出血,妊娠腹痛,痛经,便血等	养血止血	功能失调性子宫出血,子宫内膜异位症,子宫肌瘤,黄体功能不足,子宫腺肌病,复发性流产,先兆流产,产后或刮宫后出血不止;血小板减少性紫癜,过敏性紫癜,再生障碍性贫血;肺结核等	《金匮要略》胶艾汤	阿胶:3~9g;艾叶:3~9g
	阿胶与鳖甲	血虚动风之肢体抽动,中风偏瘫等	养血息风	再生障碍性贫血,血小板减少性紫癜;阿尔茨海默病,抽动秽语综合征,癫痫,帕金森病;脑动脉硬化性头痛,出血性脑卒中,中风后遗症,流行性乙型脑炎后遗症;肺结核,肺气肿;子宫肌瘤,围绝经期综合征;甲状腺功能亢进,盘状红斑狼疮等	《温热经解》阿胶鳖甲汤	阿胶:3~9g;鳖甲:9~24g

续表

证	药对	症状	功效	应用	方源	剂量
血虚证	阿胶与大枣	体虚疲乏无力，面色无华，低热盗汗，心悸失眠，阴虚血热，崩漏	补血滋阴，益气止血	贫血，白细胞减少，血小板减少，白血病；功能失调性子宫出血，围绝经期综合征，多囊卵巢综合征；焦虑症，神经衰弱，产后抑郁症；心律失常，病毒性心肌炎；慢性疲劳综合征等属阴血虚证	《圣济总录》大枣汤	阿胶：3~9g；大枣：6~15g
	白芍与甘草	气血不和，筋脉失养，下肢无力，拘挛疼痛，腹中疼痛，血虚头痛，胃脘痛，痛经等	养血敛阴，柔肝止痛	子宫肌瘤，慢性盆腔炎，子宫内膜异位症，子宫腺肌病，卵巢囊肿，乳腺炎；阿尔茨海默病，面肌痉挛，抽动秽语综合征，癫痫，帕金森病；三叉神经痛，血管性头痛，坐骨神经痛；十二指肠溃疡，萎缩性胃炎，胃肠神经症；脂肪肝，肝炎，肝硬化，慢性肝衰竭；颈椎病，类风湿关节炎，腰椎间盘突出症等	《伤寒论》芍药甘草汤	白芍：6~15g；甘草：2~10g
	白芍与龟甲	阴血不足之眩晕头痛，虚风内动抽搐等	养血柔肝	心律失常，高血压，高脂血症；抽动秽语综合征，帕金森病，癫痫，脑动脉硬化症，乙型脑炎后遗症，中风后遗症；甲状腺功能亢进，糖尿病性末梢神经炎；多囊卵巢综合征，围绝经期综合征，骨质疏松症；干燥综合征，肺结核等	《温病条辨》三甲复脉汤	白芍：6~15g；龟甲：9~24g

证	药对	症状	功效	应用	方源	剂量
血虚证	制何首乌与枸杞子	肝肾不足，精血亏虚之须发早白，牙齿动摇，梦遗滑精，腰膝酸软，不孕，不育等	补肝肾，益精血	卵巢早衰，无排卵性不孕，黄体功能不足，围绝经期综合征；少弱精子症，勃起功能障碍；慢性疲劳综合征，再生障碍性贫血，白细胞减少，血小板减少性紫癜；干燥综合征，系统性红斑狼疮，硬皮病；抑郁症，神经衰弱；缺血性脑卒中恢复期，阿尔茨海默病，帕金森病等	《医方集解》七宝美髯丹	制何首乌：6~12g；枸杞子：6~12g
	制何首乌与牛膝	肝肾不足，腰膝酸疼，行履不能，遍身瘙痒，须发早白等	补肝肾，强筋骨	冠心病，高脂血症；卵巢早衰，黄体功能不足，多囊卵巢综合征，围绝经期综合征，骨质疏松症；类风湿关节炎，膝骨性关节炎，病毒性脊髓炎，中风后遗症；再生障碍性贫血，免疫性血小板减少症等	《太平圣惠方》何首乌丸；《中医良药良方》首乌牛膝茶	制何首乌：6~12g；牛膝：5~12g
	制何首乌与桑椹	肝肾不足，精血亏虚致眩晕耳鸣，目暗昏花，须发早白等	补肝肾，益精血	干燥综合征，系统性红斑狼疮；贫血，血小板减少；抑郁症，神经衰弱，脂溢性脱发；高脂血症，老年性动脉粥样硬化症；腔隙性脑梗死耳鸣，眩晕，阿尔茨海默病；老年性便秘等	《摄生秘剖》美髯醪	制何首乌：6~12g；桑椹：9~15g

表 16-4　用于阴虚证的药对

证	药对	症状	功效	应用	方源	剂量
肺胃阴虚证	北沙参与麦冬	燥伤肺胃，阴虚咽干津少，心烦口渴，干咳痰少或咯血；消渴病，便秘等	清肺润肺，养胃生津	慢性咽炎，慢性支气管炎，肺炎，肺结核，胸膜炎，胸腔积液；干燥综合征，系统性红斑狼疮，硬皮病；猩红热，小儿败血症；心律失常，病毒性心肌炎；糖尿病，慢性肝炎，单核细胞增多症；干眼症，慢性结膜炎；神经性皮炎，手足皲裂，剥脱性皮炎，痤疮等	《温病条辨》沙参麦门冬汤；《中国药膳大辞典》沙参麦冬饮	北沙参：5~12g；麦冬：6~12g
	北沙参与百合	肺燥干咳，气虚久咳，症见咳嗽声低，痰少不利，痰中带血，体弱少食，口干口渴等	养阴润肺止咳	慢性咽炎，声带息肉；百日咳，肺结核，慢性支气管炎，支气管肺炎，慢性支气管哮喘，支气管扩张，胸膜炎；慢性萎缩性胃炎，胆汁反流性胃炎；抑郁症，神经衰弱；干燥综合征，系统性硬皮病；糖尿病，白塞综合征等	《中国药膳大辞典》沙参百合汤	北沙参：5~12g；百合：6~12g
	麦冬与天冬	阴虚燥热之咳嗽少痰，痰中带血，骨蒸潮热，盗汗遗精，消渴病，咽痛暗哑，口舌生疮，肠燥便秘等	滋阴润燥清热	慢性咽炎，口腔溃疡；百日咳，肺结核，慢性支气管炎，支气管扩张，支气管哮喘；糖尿病，代谢综合征；干燥综合征，局限性硬皮病；卵巢早衰，围绝经期综合征；少弱精子症，慢性前列腺炎；抑郁症，神经衰弱，阿尔茨海默病；神经性皮炎，银屑病；干眼症等	《张氏医通》二冬膏；《医学心悟》二冬汤	麦冬：6~12g；天冬：6~12g

证	药对	症状	功效	应用	方源	剂量
肺胃阴虚证	麦冬与生地黄	阴虚内热消渴，津枯便秘，食欲缺乏，胃中灼痛，小儿厌食，吐血，衄血等	滋阴润燥，清热降火	肺结核，慢性支气管炎，支气管扩张，支气管哮喘；糖尿病，白塞综合征，干燥综合征；口腔溃疡，慢性萎缩性胃炎，胆汁反流性胃炎；卵巢早衰，排卵期出血，围绝经期综合征；精子不液化性不育，前列腺增生；慢性肾炎，慢性肾病；神经衰弱，阿尔茨海默病，帕金森病，中风后遗症，神经性耳鸣；慢性湿疹，荨麻疹，银屑病等	《医宗金鉴》生地麦冬饮；《温病条辨》增液汤	麦冬：6~12g；生地黄：10~15g
	麦冬与知母	肺热燥咳，肺痨咳嗽，胃热津伤口渴，内热消渴，骨蒸潮热，肠燥便秘等	养阴润肺，清胃生津	慢性咽炎，肺结核，百日咳，急慢性支气管炎，支气管扩张；慢性萎缩性胃炎，胆汁反流性胃炎；糖尿病，痛风，干燥综合征，系统性红斑狼疮；排卵障碍性不孕，卵巢早衰，围绝经期综合征；神经衰弱，抑郁症；慢性肾炎，肾病综合征，慢性前列腺炎；心脏神经症，心律失常等	《景岳全书》玉女煎	麦冬：6~12g；知母：6~12g
	天冬与熟地黄	肺肾阴虚，咳嗽咯血，盗汗烦热；相火妄动梦遗滑精，早泄，腰膝酸软，口舌干燥，便秘等	滋阴填髓，润燥降火	肺结核，慢性支气管炎，支气管扩张；干燥综合征，脊髓空洞症；卵巢早衰，围绝经期综合征，骨质疏松症；少弱精子症，男性性功能障碍；糖尿病，骨结核，慢性乙型肝炎；慢性咽炎，口腔溃疡，口腔疱疹，牙周病；痤疮，银屑病等	《症因脉治》天地煎；《儒门事亲》三才丸	天冬：6~12g；熟地黄：9~15g

续表

证	药对	症状	功效	应用	方源	剂量
肺胃阴虚证	玉竹与麦冬	燥伤胃阴，食欲缺乏，口干咽燥，烦躁口渴，内热消渴，心烦失眠等	养阴清胃，生津止渴	慢性萎缩性胃炎，胆汁反流性胃炎，反流性食管炎；慢性咽炎，肺结核，慢性支气管炎，支气管哮喘；干燥综合征，系统性红斑狼疮；糖尿病，甲状腺功能亢进；围绝经期综合征，多囊卵巢综合征；动脉粥样硬化，冠心病，病毒性心肌炎，风湿性心脏病；干燥综合征，系统性红斑狼疮；慢性肝炎等	《温病条辨》玉竹麦门冬汤	玉竹：6~12g；麦冬：6~12g
	玉竹与石斛	胃阴伤耗，烦躁口渴，胃脘疼痛，牙龈肿痛或出血；内热消渴等	养阴清胃	慢性萎缩性胃炎，胃溃疡；慢性支气管炎，肺炎，肺结核；糖尿病，末梢神经麻痹；干眼症，干燥综合征，系统性红斑狼疮；病毒性心肌炎，冠心病；口腔溃疡，慢性唇炎；皮肤疱疹等	《中国中医秘方大全》石斛养胃酒	玉竹：6~12g；石斛：6~12g
	石斛与牛膝	阴虚内热，口渴，眩晕；肝肾不足，腰膝酸软等	益胃生津，补肝肾，强腰膝	糖尿病，干燥综合征，系统性红斑狼疮；膝骨关节炎，骨质疏松症；急慢性风湿性关节炎，类风湿关节炎，坐骨神经痛；中风后遗症，重症肌无力，肌营养不良；口腔溃疡等	《妇科玉尺》石斛牛膝汤	石斛：6~12g；牛膝：5~12g
	百合与知母	心肺阴虚内热，精神恍惚，津液受伤，虚热加重，心烦口渴等	养阴润燥，清退虚热	焦虑症，抑郁症，神经衰弱，癫痫；糖尿病，甲状腺功能亢进；乳腺增生，围绝经期综合征；肺结核，慢性支气管炎，支气管哮喘；心脏神经症，心律失常；慢性咽炎，慢性喉炎，口腔溃疡，慢性鼻炎；肠易激综合征等	《金匮要略》百合知母汤	百合：6~12g；知母：6~12g

续表

证	药对	症状	功效	应用	方源	剂量
肺胃阴虚证	百合与生地黄	心烦不寐，虚烦惊悸，精神恍惚，沉默寡言，肺痿，骨蒸等	养心安神，滋阴润肺	焦虑症，抑郁症，神经衰弱，神经症，癔症；甲状腺功能亢进，干燥综合征；糖尿病，代谢综合征；围绝经期综合征，多囊卵巢综合征；肺结核，支气管扩张，百日咳，放射性肺炎；慢性咽喉炎，口腔溃疡；多发性纤维脂肪瘤等	《金匮要略》百合地黄汤	百合：6~12g；生地黄：10~15g
肝肾阴虚证	龟甲与鳖甲	阴虚阳亢之头痛眩晕；阴虚风动之手足瘛疭，骨蒸盗汗；阴虚血热崩漏，痉厥；肾虚骨痿，虚烦不寐；癥积等	滋阴潜阳壮骨	原发性高血压，动脉粥样硬化性脑梗死，阿尔茨海默病，冠心病；帕金森病，抽动秽语综合征；甲状腺功能亢进，甲状腺结节；肺结核，骨结核，功能失调性子宫出血，多囊卵巢综合征，黄体功能不足，卵巢早衰，子宫肌瘤，乳腺增生，围绝经期综合征，骨质疏松症；肝脾肿大，慢性肝炎，肝硬化；抑郁症，阿尔茨海默病；慢性咽炎，肺纤维化；再生障碍性贫血，特发性血小板减少性紫癜；皮肌炎等	《温病条辨》三甲复脉汤	龟甲：9~24g；鳖甲：9~24g
	龟甲与鹿角胶	精血不足，虚损遗泄，阳痿，不育，瘦弱少气，耳鸣耳聋，早衰，崩漏带下等	滋肾补髓	再生障碍性贫血，慢性血小板减少性紫癜；无排卵型功能失调性子宫出血，黄体功能不足性不孕，多囊卵巢综合征，卵巢早衰，围绝经期综合征，骨质疏松症；男性性功能障碍，早泄，射精痛，精液异常；慢性肾炎，慢性肾盂肾炎，前列腺增生；辅助用于阿尔茨海默病，帕金森病，癫痫等	《证治宝鉴》《张氏医通》龟鹿二仙膏	龟甲：9~24g；鹿角胶：3~6g

续表

证	药对	症状	功效	应用	方源	剂量
肝肾阴虚证	鳖甲与秦艽	肝肾阴亏血虚，骨蒸盗汗，肌肉消瘦等	滋阴清热除蒸	肺结核，肾结核，骨结核阴虚发热；病毒性感染，肺炎，肺纤维化；糖尿病，围绝经期综合征；成人斯蒂尔病，红斑狼疮，强直性脊柱炎，慢性病毒性肝炎，肝硬化；心内膜炎等	《卫生宝鉴》秦艽鳖甲散	鳖甲：9~24g；秦艽：3~10g
	枸杞子与菊花	肝肾不足之视物不明，内障目昏；头晕眼花，头胀痛，腰膝酸痛等	养肝明目	慢性视疲劳，干眼症，辅助用于白内障，老年性黄斑变性，原发性视网膜色素变性，虹膜睫状体炎；焦虑症，抑郁症，神经衰弱，梅尼埃病，血管神经性头痛；高脂血症，动脉硬化，高血压；缺血性脑卒中，抽动秽语综合征；干燥综合征，系统性红斑狼疮，白塞综合征，糖尿病；卵巢早衰，围绝经期综合征；慢性疲劳综合征等	《太平惠民和剂局方》菊睛丸；《医级》杞菊地黄丸	枸杞子：6~12g；菊花：5~10g
	枸杞子与黄精	肝肾精血不足之早衰，腰酸体倦，耳鸣头晕，失眠健忘；消渴病，视力减退，血虚经闭，月经不调，男性不育等	补肝肾，益精血	再生障碍性贫血，白细胞减少，血小板减少性紫癜；脂肪肝，肝硬化，慢性肝炎；高血压，高脂血症，糖尿病；功能失调性子宫出血，多囊卵巢综合征，黄体功能不足性不孕，卵巢早衰，围绝经期综合征；少弱精子症，精液液化异常，免疫性不育；干眼症，弱视，黄斑变性，近视，糖尿病视网膜病变；神经衰弱，阿尔茨海默病，帕金森病；糖尿病肾病，慢性肾衰竭等	《奇效良方》枸杞丸；《圣济总录》二精丸	枸杞子：6~12g；黄精：9~15g

证	药对	症状	功效	应用	方源	剂量
肝肾阴虚证	枸杞子与五味子	肝肾精血不足所致头晕目眩，视力减退，腰膝酸软，阳痿早泄，精冷不育，宫寒不孕等；肺肾虚致咳嗽，胸闷气短，自汗，盗汗等	补肾养肝	功能失调性子宫出血，多囊卵巢综合征，黄体功能不足性不孕，卵巢早衰，围绝经期综合征；勃起功能障碍，少弱精子症，慢性前列腺炎；早期白内障，干眼症，黄斑变性；脂肪肝，慢性肝炎；干燥综合征，系统性红斑狼疮，白塞综合征，糖尿病；白细胞减少，慢性再生障碍性贫血；支气管哮喘，慢性阻塞性肺疾病，肺源性心脏病；神经衰弱等	《摄生众妙方》杞子五味茶	枸杞子：6~12g；五味子：2~6g
	女贞子与沙苑子	肝肾不足，头晕耳鸣，视物昏花，腰膝酸软，遗精滑泄等	补肝肾明目	卵巢早衰，多囊卵巢综合征，围绝经期综合征；少弱精子症、精子畸形不育；干燥综合征，糖尿病，膜性肾病；神经衰弱，阿尔茨海默病；白内障，近视；白癜风等	《中药临床应用》补肾明目散	女贞子：6~12g；沙苑子：9~15g
	女贞子与墨旱莲	肝肾阴虚之咽干口渴，头昏眼花，失眠多梦，腰膝酸软，下肢痿软，遗精，须发早白，月经不调等	补养肝肾	卵巢早衰，功能失调性子宫出血，先兆流产，多囊卵巢综合征，排卵障碍性不孕，围绝经期综合征，骨质疏松症；少弱精子症，慢性前列腺炎；慢性乙型肝炎，酒精性肝病；干燥综合征，红斑狼疮；糖尿病，糖尿病视网膜病变，糖尿病肾病；血小板减少性紫癜，再生障碍性贫血，白细胞减少；心脏神经症，神经衰弱，慢性口腔溃疡等	《医便》二至丸	女贞子：6~12g；墨旱莲：6~12g

证	药对	症状	功效	应用	方源	剂量
	黄精与当归	身体衰弱，面黄肌瘦，饮食减少；肝肾精血亏虚之早衰等	补肝肾，益气养血	再生障碍性贫血，白细胞减少，血小板减少性紫癜；多囊卵巢综合征，卵巢早衰，子宫内膜异位症，子宫肌瘤，围绝经期综合征；慢性前列腺炎，性功能障碍，少弱精子症；神经衰弱，阿尔茨海默病；冠心病，心律失常；慢性肝炎，肝硬化；胃神经症，自主神经功能失调；缺血性脑卒中等	《全国中药成药处方集》九转黄精丹	黄精：9~15g；当归：6~12g
肝肾阴虚证	黄精与枸杞子	病后体虚，阴血不足；脾胃虚弱，饮食减少，神疲倦怠；眩晕，早衰，虚劳等	补阴养肝明目	多囊卵巢综合征，卵巢功能低下、黄体功能不足性不孕，子宫肌瘤，卵巢早衰，围绝经期综合征，骨质疏松症；慢性前列腺炎，少弱精子症，男性免疫性不育；神经衰弱，阿尔茨海默病，帕金森病；再生障碍性贫血，白细胞减少，特发性血小板减少性紫癜；肺结核，慢性阻塞性肺疾病；2型糖尿病，干燥综合征；围绝经期高血压，高脂血症；慢性肝炎，非酒精性脂肪肝；视疲劳，干眼症，黄斑变性等	《圣济总录》二精丸	黄精：9~15g；枸杞子：6~12g

表 16-5　用于肾阳虚证的药对

证	药对	症状	功效	应用	方源	剂量
肾阳虚证	鹿茸与人参	先天不足或后天命门火衰见神疲羸弱，腰膝酸软，畏寒肢冷，耳聋耳鸣；男子阳痿遗滑，女子宫寒不孕等	补气助阳，补肾益精	男性性功能低下，勃起功能障碍，少弱精子症不育；排卵障碍性不孕，多囊卵巢综合征，卵巢早衰，围绝经期综合征；阿尔茨海默病，小儿脑瘫，急性脊髓炎后遗症，强直性脊柱炎；股骨头坏死，骨质疏松症，骨结核；再生障碍性贫血，白细胞减少；特发性银屑病等	《中国民间百病良方》红参鹿茸酒	鹿茸：研末冲服1~2g；人参：3~9g
	鹿茸与附子	畏寒肢冷，腰膝酸痛，阳痿遗精，宫寒不孕，久痢、久泻；风湿痹痛等	补火壮阳，散寒止痛，填精补髓	少弱精子症不育，勃起功能障碍，性冷淡，早泄；排卵障碍性不孕，围绝经期综合征；骨质疏松症，腰椎间盘突出症；风湿性关节炎，类风湿关节炎，强直性脊柱炎，系统性红斑狼疮；支气管哮喘等	《医方类聚》茸附汤	鹿茸：研末冲服1~2g；附子：3~15g
	鹿茸与当归	精血耗竭，面色暗黑，耳聋目昏，口干多渴，腰痛脚软，小便白浊；崩漏日久而体虚等	益精补血，调冲固崩	勃起功能障碍，少精子症不育；排卵障碍性不孕，卵巢早衰，多囊卵巢综合征，围绝经期综合征；阿尔茨海默病，小儿脑瘫；骨质疏松症，强直性脊柱炎，脊髓空洞症，脊髓炎；再生障碍性贫血等	《济生方》黑丸；《古今医统大全》当归鹿茸散	鹿茸：研末冲服1~2g；当归：6~12g
	鹿茸与熟地黄	肾虚阳痿遗精，腰痛无力，眩晕耳鸣，阴寒带下，宫寒不孕，小儿发育迟缓，成人早衰等	补肾益精，强筋健骨	勃起功能障碍，少精子症不育；卵巢早衰，多囊卵巢综合征，围绝经期综合征；中风后遗症，小儿脑瘫，肌肉萎缩，脊髓空洞症，骨质疏松症；再生障碍性贫血等	《魏氏家藏方》鹿茸地黄煎	鹿茸：研末冲服1~2g；熟地黄：9~15g

续表

证	药对	症状	功效	应用	方源	剂量
肾阳虚证	淫羊藿与巴戟天	肾虚腰膝酸软,遗尿;男子阳痿,精冷不育;女子宫寒不孕,月经失调,崩漏;肺肾气虚哮喘,早衰,斑秃等	补肾壮阳,益精强骨	勃起功能障碍,少弱精子症,男性乳腺发育;多囊卵巢综合征,子宫肌瘤,子宫腺肌病,子宫内膜异位症,围绝经期综合征;骨质疏松症,骨质增生硬化,类风湿关节炎,强直性脊柱炎,阿尔茨海默病,静脉血栓;变应性鼻炎,上呼吸道感染;脂溢性、神经性脱发等	《妇产科学》二仙汤;《药物方剂》巴戟羊藿酒	淫羊藿:6~10g;巴戟天:3~10g
	淫羊藿与补骨脂	肾虚阳痿,早泄,遗尿尿频,脾肾阳虚久泻,肺肾气虚之虚喘等	补肾温脾,固精止泻	性欲低下,勃起功能障碍,少弱精子症不育;多囊卵巢综合征,排卵障碍性不孕,卵巢早衰,围绝经期综合征;骨质疏松症,早中期股骨头坏死,膝骨关节炎,腰椎间盘突出症,强直性脊柱炎;支气管哮喘,慢性支气管炎,肺源性心脏病;慢性肾炎,肾功能不全;冠心病,慢性心律失常,病态窦房结综合征;甲状腺功能减退等	《李可老中医急危重症疑难病经验专辑》肾四味	淫羊藿:6~10g;补骨脂:6~10g
	淫羊藿与三七	心肾阳虚血瘀致胸痹,胸痛,胸闷,心悸,乏力,气短等	温阳通脉,化瘀止痛	冠心病,心绞痛;高脂血症,原发性高血压;非酒精性脂肪肝,肝炎,肝硬化;阿尔茨海默病,缺血性脑卒中,中风后遗症,后循环缺血性眩晕症;勃起功能障碍,少弱精子症,前列腺增生;类风湿关节炎,强直性脊柱炎,中老年退行性骨关节病,骨质增生硬化,骨质疏松症;排卵期出血,围绝经期综合征等	《中国药典》(2025年版)羊藿三七胶囊	淫羊藿:6~10g;三七:3~9g

证	药对	症状	功效	应用	方源	剂量
肾阳虚证	巴戟天与菟丝子	肾阳虚衰，腰膝冷痛，遗精滑泄，宫冷不孕，崩漏带下；健忘等	补肾益精，固精暖宫	少弱精子症，勃起功能障碍；功能失调性子宫出血，排卵障碍性不孕，卵巢早衰，多囊卵巢综合征，复发性流产，围绝经期综合征；骨质疏松症，股骨头坏死；类风湿关节炎，强直性脊柱炎；阿尔茨海默病，中风后遗症智力障碍等	《辨证录》天丝饮	巴戟天：3~10g；菟丝子：6~12g
	巴戟天与杜仲	肾虚腰痛，风湿痹痛，少腹冷痛，月经不调，不育不孕，胎动不安等	补肾阳，强筋骨	功能失调性子宫出血，卵巢早衰，先兆流产，复发性流产，子宫肌瘤，子宫腺肌病，卵巢囊肿，围绝经期综合征；少弱精子症，勃起功能障碍；骨质疏松症，腰椎间盘突出症，肌肉萎缩；风湿性关节炎，强直性脊柱炎；中风后遗症，脊髓灰质炎后遗症；阿尔茨海默病，原发性高血压等	《验方新编》壮本丹	巴戟天：3~10g；杜仲：6~10g
	杜仲与续断	肾虚腰痛，腿酸腿软，胎动不安，胎漏下血；风湿腰背酸痛，骨折筋伤等	补肝肾，强筋骨，调冲任安胎	风湿性关节炎，类风湿关节炎，膝关节炎，腰肌劳损，腰椎间盘突出症，坐骨神经痛，骨质疏松症，股骨头坏死；脊髓灰质炎后遗症，中风后遗症；少弱精子症，勃起功能障碍；功能失调性子宫出血，排卵障碍性不孕，复发性流产，子宫肌瘤，子宫腺肌病，子宫内膜异位症，卵巢囊肿；干燥综合征，系统性红斑狼疮；慢性肾炎，慢性前列腺炎等	《赤水玄珠》杜仲丸；《扶寿精方》续断杜仲茶	杜仲：6~10g；续断：9~15g

续表

证	药对	症状	功效	应用	方源	剂量
肾阳虚证	杜仲与牛膝	肾虚腰腿痛，下肢痿软无力；肝肾不足之眩晕，经闭；风湿痹痛等	补肝肾，强筋骨	膝骨关节炎，骨质疏松症，腰椎间盘突出症，腰肌劳损，股骨头坏死；风湿性关节炎，类风湿关节炎，强直性脊柱炎，颈椎病，滑膜炎；勃起功能障碍，少弱精子症，心因性性功能障碍；复发性流产，卵巢早衰，围绝经期综合征，多囊卵巢综合征，子宫腺肌病等阿尔茨海默病，小儿脑瘫，缺血性脑卒中，中风后遗症，面神经瘫痪；慢性前列腺炎，慢性肾炎，慢性肾衰竭；干燥综合征，皮肌炎；糖尿病，糖尿病周围神经病变，高血压	《中国药膳大典》杜仲牛膝饮	杜仲：6~10g；牛膝：5~12g
	菟丝子与枸杞子	肾虚遗精，阳痿早泄，小便余沥，男性不育，女性不孕；须发早白，牙齿松动，脱发；视物昏花等	补肾填精，养肝明目	男子勃起功能障碍，少弱精子症，慢性前列腺炎，性欲低下；功能失调性子宫出血，排卵功能障碍、黄体功能不足性不孕，多囊卵巢综合征，子宫内膜异位症，子宫腺肌病，子宫肌瘤，卵巢早衰，先兆流产，复发性流产，围绝经期综合征；骨质疏松症，脊髓空洞症，腰椎间盘突出症；视疲劳，弱视，老年性黄斑变性，视网膜色素变性，糖尿病视网膜病变；再生障碍性贫血，白细胞减少，血小板减少性紫癜，骨髓增生异常综合征；	《摄生众妙方》五子衍宗丸	菟丝子：6~12g；枸杞子：6~12g

证	药对	症状	功效	应用	方源	剂量
肾阳虚证				干燥综合征,系统性红斑狼疮;慢性肝炎,脂肪肝;高脂血症,动脉粥样硬化;慢性肾衰竭,肾病综合征等		
	菟丝子与桑寄生	肾虚滑胎,妊娠下血,胎动不安,胎萎不长;月经不调,不孕;肝肾不足,腰膝酸软等	补肝肾,强筋骨,安胎	先兆流产,复发性流产,子宫发育不全,多囊卵巢综合征,排卵障碍、黄体功能不足性不孕;子宫内膜异位症,子宫肌瘤,围绝经期综合征,卵巢早衰;勃起功能障碍,少弱精子症,慢性前列腺炎;骨质疏松症,骨质增生硬化,腰椎间盘突出症,腰肌劳损;脊髓灰质炎后遗症,中风后遗症;慢性肾炎,肾病综合征等	《医学衷中参西录》寿胎丸	菟丝子:6~12g;桑寄生:9~15g
	菟丝子与茯苓	脾肾气虚之遗精,滑精,腰膝酸软,带下量多,淋浊等	补肾健脾	多囊卵巢综合征,排卵障碍性不孕,复发性流产,卵巢早衰,围绝经期综合征,慢性盆腔炎;男子少弱精子症不育,慢性前列腺炎,乳糜尿,阿尔茨海默病,脊髓空洞症;抑郁症,神经衰弱;慢性肠炎等	《太平惠民和剂局方》茯菟丸	菟丝子:6~12g;茯苓:10~15g
	菟丝子与牛膝	肝肾不足,腰膝软痛,男子阳痿遗精,遗尿尿频;四肢顽麻无力等	补肝肾,强筋骨	多囊卵巢综合征不孕,卵巢早衰,围绝经期综合征;男子勃起功能障碍,少弱精子症,慢性前列腺炎;骨质疏松症,腰肌劳损,腰椎间盘突出症,强直性脊柱炎,脊髓灰质炎后遗症,中风后遗症,腓骨肌萎缩症等	《经验后方》菟丝牛膝茶	菟丝子:6~12g;牛膝:5~12g

证	药对	症状	功效	应用	方源	剂量
肾阳虚证	菟丝子与杜仲	肝肾不足，腰酸膝痛，筋骨痿软，不孕，胎动不安等	补肝肾，强筋骨，安胎	功能失调性子宫出血，多囊卵巢综合征，排卵障碍性不孕，黄体功能不足，先兆流产，复发性流产，卵巢早衰，围绝经期综合征，子宫内膜异位症，子宫肌瘤；男子性欲低下，勃起功能障碍，少弱精子症，慢性前列腺增生；腰椎间盘突出症，腰肌劳损，骨质增生硬化，骨质疏松症；脊髓炎，脊髓空洞症，中风后遗症；类风湿关节炎，强直性脊柱炎，风湿性关节炎等	《是斋百一选方》菟丝子丸	菟丝子：6~12g；杜仲：6~10g
	菟丝子与黄芪	肝肾不足，腰膝酸软，阳痿早泄，胎动不安；脾肾不健，淋浊涩痛，胀闷不快；消渴，自汗，痔疮等	补肾健脾	多囊卵巢综合征，排卵障碍性不孕，黄体功能不足，先兆流产，复发性流产，卵巢早衰，功能失调性子宫出血，子宫内膜异位症，女性尿毒综合征，围绝经期综合征；男性少弱精子症，精子畸形，精索静脉曲张不育；骨质疏松症，颈椎、腰椎骨质增生硬化，股骨头坏死；风湿性关节炎，类风湿关节炎；高脂血症，脂肪肝，慢性肝炎；慢性肾炎，慢性肾衰竭，肾病综合征；老年性黄斑变性，视网膜色素变性，前部缺血性视神经病变；再生障碍性贫血，白细胞减少，血小板减少性紫癜，骨髓增生异常综合征；糖尿病，系统性红斑狼疮等	《证因方论集要》肺肾交固汤	菟丝子：6~12g；黄芪：9~30g

续表

证	药对	症状	功效	应用	方源	剂量
肾阳虚证	肉苁蓉与锁阳	肾阳虚阳痿,遗精,早泄,不育;月经不调,不孕;肠燥便秘,病后体虚等	补肾阳,益精血,润肠通便	勃起功能障碍,少弱精子症不育,慢性前列腺炎;围绝经期综合征,卵巢早衰,子宫内膜异位症;骨质疏松症,腰椎间盘突出症;再生障碍性贫血,白细胞减少,慢性疲劳;老年性痴呆,糖尿病便秘等	《中华人民共和国卫生部药品标准》复方苁蓉补肾合剂	肉苁蓉:6~10g;锁阳:5~10g
	肉苁蓉与山茱萸	肝肾亏损,头昏耳鸣,怔忡健忘,须发早白,腰脚软弱,肢体不温等	滋补肝肾	多囊卵巢综合征,排卵障碍性不孕,卵巢早衰,子宫内膜异位症,子宫肌瘤,围绝经期综合征;勃起功能障碍,少弱精子症;骨质疏松症,骨质增生硬化,脊髓空洞症,腰椎间盘突出症;阿尔茨海默病,帕金森病,脊髓炎,中风后遗症;慢性前列腺炎,慢性肾炎等	《百病中医药酒疗法》山萸苁蓉酒	肉苁蓉:6~10g;山茱萸:6~12g

第十七章 滑脱病证

一、基本概念

滑脱病证多因久病体虚,正气不固,脏腑功能衰退,导致人体气血精津液不能固守致使其无节制地向外耗散,引起滑脱不禁诸证。常见自汗盗汗,久咳虚喘,久泻久痢,遗精滑精,遗尿尿频,崩带不止,出血等症。

二、证型分类

依据滑脱病证的病因病机及临床表现,分类及辨证要点如表 17-1 所示。

表 17-1　滑脱病证的分类及辨证要点

类型	病机	辨证要点
滑脱病证	肺气虚卫外不固	以自汗为主,或伴盗汗,以头、肩、背部汗出明显,动则尤甚,神疲乏力,面色少华,易患感冒;舌淡,苔薄,脉细弱
	脾肾气虚大肠失固	症见久泻久痢不止,或大便失禁,甚则脱肛,腹痛隐隐,喜温喜按,舌淡苔白滑,脉沉弱等
	肺气亏虚肾不纳气	肺气亏虚,宣降无力引发虚咳,咳嗽低微,气短不足以息,伴自汗,易感; 肾虚不纳气之虚喘,动则更甚,呼多吸少,气不得续,畏寒肢冷,腰膝酸软,舌淡苔白,脉沉弱或微细等
	肾气不足固涩无力	肾虚腰膝酸软,形寒肢冷,精关不固之遗精、滑精,膀胱失约之遗尿、尿频,冲任不固之崩漏不止,带脉失约之带下清稀量多等
组方选药及其药理作用	选药	一药有多效,有的可治多种滑脱不禁表症,在依据滑脱表症优先选择补涩均能的药物的同时,常需与补虚固本之品配伍组方应用,方可达到标本兼顾的治疗目的
	药理作用	依据滑脱之证的病本与症状特征,药物通过收敛、止泻、镇咳、止血等作用可缓解症状。配伍补气固本药物对机体内分泌系统、消化系统与免疫系统功能的改善作用达到标本兼顾的治疗目的

三、常用药对

滑脱病证的常用药对如表 17-2 所示。

表 17-2　用于滑脱病证的药对

证	药对	症状	功效	应用	方源	剂量
滑脱不禁诸证	五味子与乌梅	肺虚久咳，倦怠汗出，痰黏少；自汗盗汗，胃热汗出如雨；久泻久痢；津伤口渴，内热消渴等	敛肺止咳，止汗，生津止渴	糖尿病，干燥综合征，甲状腺功能亢进；慢性支气管炎，支气管哮喘，肺结核，肺气肿；功能性消化不良，慢性萎缩性胃炎；肠易激综合征，克罗恩病，溃疡性结肠炎；慢性乙型肝炎，脂肪肝，胆结石，胆囊炎；荨麻疹等	《医学入门》二甘汤；《普济方》安肺散	五味子：2~6g；乌梅：6~12g
	五味子与黄芪	久嗽咯血成痨，眼睛疼，四肢困倦，脚膝无力，心悸气短，消渴病等	益气滋阴，养心补肺	冠心病，心律不齐，病毒性心肌炎，高脂血症；神经衰弱，神经性厌食；糖尿病，甲状腺功能亢进，干燥综合征，红斑狼疮；慢性乙型肝炎，脂肪肝，肝硬化；神经衰弱，阿尔茨海默病，中风后遗症；围绝经期综合征等	《卫生宝鉴》五味黄芪散	五味子：2~6g；黄芪：9~30g
	五味子与补骨脂	肾虚阳痿，遗精滑泄，小儿遗尿；脾肾阳虚五更泄泻，食不消化，腹痛肢冷等	补肾止遗，温脾止泻	男性勃起功能障碍，少弱精子症，前列腺炎，糖尿病肾病；功能性腹泻，腹泻型肠易激综合征，克罗恩病，溃疡性结肠炎；慢性胃炎，胃溃疡；多囊卵巢综合征，围绝经期综合征，骨质疏松症；慢性支气管炎，支气管哮喘，慢性阻塞性肺病；心律失常，冠心病，慢性肺源性心脏病；慢性乙型肝炎等	《证治准绳》四神丸	五味子：2~6g；补骨脂：6~10g

证	药对	症状	功效	应用	方源	剂量
滑脱不禁诸证	五味子与菟丝子	肾虚遗精，阳痿早泄，小便淋漓不尽，精冷不育，闭经，带下稀薄，腰酸膝软，须发早白，夜尿增多等	补肾助阳，固精止遗	功能失调性子宫出血，多囊卵巢综合征，排卵障碍性不孕，卵巢子宫内膜异位囊肿，先兆流产，复发性流产，围绝经期综合征，卵巢早衰；男性性功能低下，勃起功能障碍，少弱精子症不育，慢性前列腺炎，糖尿病，干燥综合征，系统性红斑狼疮；慢性肝炎，脂肪肝；克罗恩病，溃疡性结肠炎；神经衰弱等	《证治准绳》五子衍宗丸	五味子：2~6g；菟丝子：6~12g
	山茱萸与五味子	肝肾不足之遗精，滑精，遗尿；自汗，盗汗；心悸，气短；消渴病；咳嗽，肺痿，哮喘等	补养肝肾，固精止汗	功能失调性子宫出血，多囊卵巢综合征，排卵障碍性不孕，卵巢早衰，围绝经期综合征；男性勃起功能障碍，少弱精子症，慢性前列腺炎，神经衰弱，阿尔茨海默病，帕金森病，中风后遗症，肌肉萎缩；糖尿病，甲状腺功能亢进；干燥综合征，系统性红斑狼疮；慢性阻塞性肺疾病，支气管哮喘，肺结核，肺纤维化；白细胞减少，血小板减少；类风湿关节炎等	《张氏医通》都气丸	山茱萸：6~12g；五味子：2~6g
	山茱萸与白芍	肝肾不足之精亏不孕，月经后期，量少色淡，形体瘦弱，遗精，尿频；血虚气弱之崩漏，吐衄；自汗，盗汗等	补养肝肾，止血，止汗	功能失调性子宫出血，黄体功能不足，排卵期出血，排卵障碍性不孕，多囊卵巢综合征，子宫内膜异位症，子宫腺肌病，子宫肌瘤，围绝经期综合征；男性少弱精子症，前列腺炎；慢性病毒性肝炎，肝硬化；	《傅青主女科》养精种玉汤	山茱萸：6~12g；白芍：6~15g；

续表

证	药对	症状	功效	应用	方源	剂量
滑脱不禁诸证				强直性脊柱炎，类风湿关节炎；糖尿病，干燥综合征；神经衰弱，阿尔茨海默病，高血压等		
	山茱萸与黄芪	病后体虚多汗，易感；脾虚食少，消化不良，便秘；肾虚遗精，癃闭；内热消渴，健忘，胸痹，早衰等	补气止汗，补肾固精	再生障碍性贫血，白细胞减少，血小板减少；慢性肾炎，慢性肾衰竭，慢性肾病；多囊卵巢综合征，排卵障碍性不孕，卵巢早衰，子宫复旧不良，围绝经期综合征；骨质疏松症，脊髓空洞症，肌肉萎缩，阿尔茨海默病，缺血性脑卒中；心律失常，冠心病；干燥综合征，系统性红斑狼疮；慢性阻塞性肺疾病，支气管哮喘，肺纤维化；糖尿病等	《辨证录》摄阳汤	山茱萸：6~12g；黄芪：9~30g
	山茱萸与菟丝子	肝肾不足，目瞳散大昏耗，视物无力；房劳伤肾，阳痿早泄不育，骨软筋麻，饮食减少，畏寒肢冷	补肾固精，养肝明目	功能失调性子宫出血，多囊卵巢综合征，排卵障碍性不孕，黄体功能不足，排卵期出血，卵巢早衰，先兆流产，复发性流产，围绝经期综合征；男性性功能障碍，少弱精子症；骨质疏松症，腰椎间盘突出症，骨质增生硬化，退行性膝关节炎，股骨头坏死；视网膜色素变性，黄斑变性，糖尿病及其视网膜病变，白内障；阿尔茨海默病，帕金森病，缺血性脑卒中，中风后遗症；慢性前列腺炎，泌尿道感染，慢性肾炎，慢性肾病，慢性肾衰竭；干燥综合征，系统性红斑狼疮，硬皮病等	《医学衷中参西录》益瞳丸	山茱萸：6~12g；菟丝子：6~12g

证	药对	症状	功效	应用	方源	剂量
滑脱不禁诸证	山茱萸与牡蛎	肝肾不足之腰酸膝软，遗精滑泄，崩漏带下，眩晕耳鸣；大汗不止，怔忡等	固脱涩精，敛阴止汗	功能失调性子宫出血，排卵期出血，围绝经期综合征；慢性前列腺增生，尿道综合征，少弱精子症；糖尿病，甲状腺功能亢进；高血压，心律失常，心功能不全；抑郁症，神经衰弱等	《医学衷中参西录》来复汤	山茱萸：6~12g；牡蛎：9~30g
	覆盆子与补骨脂	肾阳虚衰之遗精，早泄，阳痿，不孕，遗尿尿频等	补肾助阳，固精缩尿	勃起功能障碍，少弱精子症不育，前列腺炎，夜尿症；多囊卵巢综合征，卵巢早衰，围绝经期综合征；喘息性支气管炎，慢性阻塞性肺疾病；骨质疏松症，腰椎间盘突出症；青少年白发等	《圣济总录》覆盆子丸	覆盆子：6~12g；补骨脂：6~10g
	覆盆子与山茱萸	肾虚不育，遗精滑精，腰膝无力，尿多，不孕等	补益肝肾，固精止遗	男性性功能低下，少弱精子症、精液异常不育；功能失调性子宫出血，多囊卵巢综合征，排卵功能障碍、黄体功能不足性不孕，卵巢早衰，围绝经期综合征，尿道综合征；骨质疏松症，腰肌劳损；糖尿病，干燥综合征等	《奇方类编》八圣丹	覆盆子：6~12g；山茱萸：6~12g
	桑螵蛸与海螵蛸	肾虚遗精早泄，尿频，遗尿；崩漏月经量多，带下等	固精缩尿，固崩止带	功能失调性子宫出血，慢性盆腔炎，细菌性阴道病，女性尿道综合征；神经性尿频，小儿遗尿，慢性前列腺炎；十二指肠溃疡等	《普济方》既济丹	桑螵蛸：5~10g；海螵蛸：5~10g
	桑螵蛸与龙骨	肾虚遗精，白浊，遗尿，尿频，产后小便不禁；盗汗，虚劳等	益肾固精，缩尿止汗	慢性前列腺炎，前列腺增生，尿道综合征，前列腺术后尿失禁，老年糖尿病夜尿频多，咳嗽，咳嗽变异性哮喘；冠心病，高血压；神经衰弱等	《外台秘要》桑螵蛸散	桑螵蛸：5~10g；龙骨：15~30g

续表

证	药对	症状	功效	应用	方源	剂量
滑脱不禁诸证	莲子与芡实	脾虚食少便溏，带下清稀；心肾不交之遗精，早泄，遗尿，淋浊；心悸失眠等	健脾止泻，固精益肾	功能性消化不良，慢性胃炎，慢性腹泻，克罗恩病，慢性结肠炎；慢性前列腺炎，慢性肾炎；慢性盆腔炎，围绝经期综合征；糖尿病，干燥综合征；心律失常，抑郁症，神经衰弱等辅助治疗	《医方大成论》四精丸	莲子：6~15g；芡实：9~15g
	芡实与山药	肾虚遗精，滑精，遗尿，脾虚腹泻，带下；体虚羸瘦等	益肾固精，补脾止泻	慢性胃炎，消化不良，慢性溃疡性结肠炎，克罗恩病；慢性前列腺炎，慢性肾炎，肾病综合征；糖尿病，干燥综合征；慢性盆腔炎，慢性宫颈炎等辅助治疗	《本草新编》载该药对	芡实：9~15g；山药：15~30g
	芡实与金樱子	肾虚遗精，滑精，白浊，小便频数；带下等	益肾固精，收涩止带	慢性前列腺炎，慢性肾炎，糖尿病肾病；慢性盆腔炎，真菌性阴道炎，慢性宫颈炎；慢性结肠炎等	《洪氏经验集》水陆二仙丹	芡实：9~15g；金樱子：6~12g
	金樱子与覆盆子	肾虚遗精，滑泄，小便频数，遗尿，带下量多，视物昏花等	补肾固精缩尿	男性性功能障碍，少弱精子症，尿失禁，慢性前列腺炎；慢性肾炎，肾功能衰竭，肾病综合征；慢性子宫内膜炎，女性尿道综合征；糖尿病等	《泉州本草》载该药对	金樱子：6~12g；覆盆子：6~12g
	金樱子与牡蛎	遗精，滑精，早泄，遗尿，小便不利等	固精缩尿	慢性前列腺炎，前列腺增生，膀胱过度活动症，尿失禁；慢性肾炎，肾病综合征；女性尿道综合征，子宫脱垂等	《景岳全书》固真膏	金樱子：6~12g；牡蛎：9~30g
	肉豆蔻与补骨脂	脾肾虚寒，大便不实，五更泻，肠鸣腹痛等	温肾暖脾，固涩止泻	慢性胃肠炎腹泻，肠结核，肠易激综合征，克罗恩病，慢性结肠炎，溃疡性结肠炎；腹泻型糖尿病肠病，肝硬化腹泻等	《普济本事方》二神丸	肉豆蔻：3~10g；补骨脂：6~10g

证	药对	症状	功效	应用	方源	剂量
滑脱不禁诸证	肉豆蔻与诃子	小儿疳劳虚冷，白痢泄泻，手足逆冷	温脾止泻	慢性腹泻，肠易激综合征，慢性结肠炎，溃疡性结肠炎；抑郁症，神经衰弱；慢性胃炎，慢性胆囊炎，肝硬化等	《卫生总微》厚脾丸	肉豆蔻：3~10g；诃子：3~10g
	麻黄根与浮小麦	体虚自汗，盗汗等	收敛止汗	围绝经期综合征多汗，自主神经功能紊乱症，肺结核盗汗；狐臭等	《世医得效方》牡蛎散	麻黄根：3~9g；浮小麦：15~30g

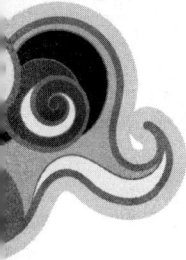

主要参考文献

[1] 薛琪. 基于 ERNIE 模型的中药方剂药对挖掘方法研究[D]. 阜新：辽宁工程技术大学，2022.

[2] 邹忠坊，徐照琳，姜云朗，等. 药对防治临床常见病的作用机制研究进展[J]. 中医药临床杂志，2021，33（11）：2255-2258.

[3] 王建，张冰. 临床中药学[M]. 3 版. 北京：人民卫生出版社，2021.

[4] 国家药典委员会. 中华人民共和国药典：2025 年版[M]. 北京：中国医药科技出版社，2020.

[5] 黄博韬，朱邦贤. 基于复杂系统论的中药药对数据挖掘研究进展[J]. 中华中医药杂志，2018，33（06）：2485-2487.

[6] 陆拯. 反佐药对[M]. 北京：人民卫生出版社，2016.

[7] 钱旭武.《医学心悟·内、妇科》相关方剂用药特点与配伍研究[D]. 哈尔滨：黑龙江中医药大学，2012.

[8] 王立群. 中医临床常用药对手册[M]. 北京：学苑出版社，2001.

[9] 张娟. 实用中药配伍应用大全[M]. 太原：山西科学技术出版社，1998.

[10] 胥庆华. 中药药对大全[M]. 北京：中国中医药出版社，1996.

[11] 王玉芝，吕昌宝. 张仲景对药集[M]. 长治：山西省晋东南医学专科学校，1984.

[12] 吕景山. 施今墨对药临床经验集[M]. 太原：山西人民出版社，1982.

索 引

六画

八画